CMAC

上市后临床研究规范

中华医学事务行业共识篇

主 审 ◎ 林勍翃 于 淼 张 云
主 编 ◎ 谷成明 [加拿大] 贺李镜 李 一

科学技术文献出版社
SCIENTIFIC AND TECHNICAL DOCUMENTATION PRESS
·北京·

图书在版编目（CIP）数据

上市后临床研究规范·中华医学事务行业共识篇/ 谷成明，(加)贺李镜，李一主编. —北京：科学技术文献出版社，2020.7（2021.2重印）

ISBN 978-7-5189-6876-3

Ⅰ.①上… Ⅱ.①谷… ②贺… ③李… Ⅲ.①临床药学—药品管理—管理规范 Ⅳ.①R954

中国版本图书馆 CIP 数据核字（2020）第 112052 号

著作权合同登记号　图字：01-2020-3331

上市后临床研究规范·中华医学事务行业共识篇

策划编辑：袁婴婴　责任编辑：彭　玉　赵鹏生　责任校对：张永霞　责任出版：张志平

出　版　者	科学技术文献出版社	
地　　　址	北京市复兴路15号　邮编 100038	
编　务　部	（010）58882938，58882087（传真）	
发　行　部	（010）58882868，58882870（传真）	
邮　购　部	（010）58882873	
官方网址	www.stdp.com.cn	
发　行　者	科学技术文献出版社发行　全国各地新华书店经销	
印　刷　者	北京虎彩文化传播有限公司	
版　　　次	2020 年 7 月第 1 版　2021 年 2 月第 5 次印刷	
开　　　本	710×1000　1/16	
字　　　数	232千	
印　　　张	17.5	
书　　　号	ISBN 978-7-5189-6876-3	
定　　　价	89.00元	

编委会

序 1

　　我国上市后临床研究数量大幅增长，但质量堪忧。随着国家药物审批系列政策的出台、中国新药审批的加速、循证医学理念的不断普及、医务人员晋升的需求和对学术追求的高涨，以及药企医学事务团队从外企到国企的迅速壮大，上市后临床研究如雨后春笋，数量迅速增加，但上市后临床研究的质量参差不齐，效率不高，急需规范。

　　多年来，我们一提到临床研究，首先想到的是 RCT，想到的是注册临床研究。上市后临床研究基本都是些观察性研究，缺乏很好的设计。中国上市后临床研究的水平，规范化的程度在专业人士的眼里基本很低级，或者根本看不上眼。这里面有历史的原因，也有投入问题甚至态度问题。毕竟，我国医学事务团队的发展就这 20 年的时间。过去有多少人愿意在上市后的产品上再投入几千万甚至上亿的资金去做一个 RCT，进一步证明产品的疗效或安全性。中国加入 ICH，中国药企的全球化，国家系列政策的出台，HTA 及药物经济学的广泛应用，RWE 快速流行等都对临床研究的质量提出了更高的要求。因此，是时候发动大家的力量编写一本《上市后临床研究规范——中华医学事务行业共识篇》，以期提高我国临床研究特别是上市后临床研究的规范程度，让我们这些医学事务专业人士以及其他负责上市后研究的同人们有一本自己的参考书。

　　如果说上市前研究，特别是注册研究是为了拿到准生证，为了生孩子，那么上市后临床研究就是为了养孩子。从产品生命周期来讲，注册临床研究是一阵子，而上市后临床研究则是一辈子的事。产品这个孩子出生后，从婴儿期，幼儿期，成人期，老年期等需要不同的证据去支持。对于一个产品来讲，注册研究有严格的入排标准，只能证明其对相应适应证的疗效，而无法反映其在真实世界应用中的效果。有限的入组病例更难观察到少见的不良反应，因此有其局限性。在不同的年龄段，不同的共病状态下，需要进一步明确药物在不同患者中的疗效，安全性，应用效果和经济学指标等。

上市后研究无论从研究类型、研究方法、应用途径、参与人群等都有极大不同，涉及广泛。数据的可及性，特别是大数据、人工智能、5G 和可穿戴设备等技术的快速发展，数据的收集、结构化处理、分析和挖掘等新方法的涌现，极大地促进了上市后临床研究的开展，能够使我们产生更多、更好的证据以支持医疗政策制定、医保支付、临床应用、指南制订、医患沟通和患者教育等。可以预见，随着数据，算法和算力的快速累积和提升，临床研究的方法学也会快速迭代，新方法、新应用会快速涌现，这必将大大丰富上市后临床研究的内容和扩大应用范畴。本书只是上市后临床研究的新起点，希望能为我国临床研究的推进迈出坚实的一步。

感谢所有参与编写的医学同人们，由于内容广泛，项目巨多，综合在一起竟成了鸿篇巨制。由于临床研究的专业性，纰漏在所难免，希望得到广大读者和同道们的批评指正。

赛诺菲中国区医学部负责人

序 2

上市后临床研究是一个多学科交叉，多资源整合，多方共同创造和实施的复杂科学体系。

上市后临床研究通过探索发病原因和疾病负担、优化预防和治疗策略、明确患者预后和疾病的发生、发展及转归过程，在各个专业领域发挥着至关重要的学术作用。同时，上市后临床研究的规范化开展，建立了可复制的临床实践经验、生成了可信赖的数据量和证据链，辅助疾病管理和临床决策，促进医疗产品的评估和政策制定，提高整体医疗质量和医技水平，具备不可或缺的社会价值。

尽管研究的设计和执行均面临着诸多挑战，但方法学上仍然有章可循。在规范化的研究工作中，提升临床研究的知识技能，培养临床研究的人才队伍，加强临床研究的体系建设，确保临床运营的有效管理，符合当下"医教研"的发展政策。临床医生和医疗科研工作者将配合临床研究机构，推动医学公共资源的有序共享，产出一批具有全球影响力的原创成果，成为医学创新网络的重要枢纽。

上市后临床研究的实施最终还将落实到患者，帮助患者全面做评价、谨慎做选择，有利于医患共同决策（Shared Decision Making, SDM）模式的推进和发展，从而增强医患相互信任，提高患者在诊疗过程中的依从性和满意度。

中国工程院院士，上海交通大学医学院附属瑞金医院院长

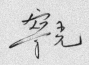

序 3

　　药物上市后临床研究是药物研发过程中的一个重要组成部分，是对上市注册研究的完善和拓展，尤其是对上市药品在临床实践应用中的安全性有充分了解，也可以进一步了解药品在扩大应用人群后的有效性信息，指导临床医生在临床真实环境下用药有着不可替代的作用。

　　近年来，国内外药监部门对上市后临床研究证据越来越重视，相继出台了一系列相关的法律法规和指导性文件，对于药物上市后研究／临床试验监督管理体系的完善起了很大的促进作用。但整体来说，这个阶段国内上市后临床研究还比较混乱，而由药企医学事务部，临床合同研究组织及研究者共同编撰的《上市后临床研究规范——中华医学事务行业共识篇》是一本关于药物上市后临床研究的专著，以不同的角度全面地对目前上市后临床研究的最新进展进行梳理，分章节依次介绍了上市后临床研究的目的意义、研究分类、试验设计、数据管理以及真实世界研究，有很强的操作性和实用性。

　　本书所涉及的统计学内容，系统全面、简明扼要，通过对国内外现有上市后临床研究的具体试验设计分类到从随机对照研究到观察性研究，从数据管理到统计分析，还有现在的热门话题，即从真实世界数据到真实世界证据都给出了明确的解决方案，进而探索药品上市后研究的内在的科学规律，以达到对客观事物的科学认识。可以帮助临床研究工作者（包括药企、医院及科研院所）开展上市后临床研究提供临床研究方案的设计指导规范。相信本书的出版将对我国上市后临床研究的规范化、标准化发挥积极的推动作用，具有里程碑式的意义。

北京大学第一医院统计室主任，北京大学临床研究所副所长

序 4

药品临床研究的发展一直与人类的生活和健康息息相关，近年来全球的药物研发企业和机构认知逐渐转向到上市后临床研究阶段的研发。这不仅仅力求解决药品上市后若干社会属性的重大问题，也为上市药品新适应证的拓展和经典"老药"焕发新生提供了更为广阔的研究天地。目前上市后临床研究法规及指南较少，加之涉及的研究领域和范围较广，导致上市后临床研究的设计和实施的质量无法得到有效的保障。故而，本书的面世可谓恰逢其时。

本书系统概述了国内外上市后临床研究的学术理论与上市后临床研究的法规和指南，特别着眼于药品上市后临床评价的研究类型、设计策略、数据管理、统计原则等关键环节的要素分析，其立意是服务于上市后临床研究的相关人群，以满足医药企业、医疗机构、第三方合同研究组织（Contract Research Organization，CRO）公司、SMO 公司和检测平台的迫切需求。殷切期望本书能成为有需求人群在案头、床旁经常翻阅的读物，让致力于上市后临床研究的学者和实践者们得到有价值的借鉴和启示。

展望未来，有远见的生物医药企业和临床研究机构在上市后临床研究中必将扮演"启动者"和"践行者"的重要角色。生物医药企业前瞻性地启动和推进药品上市后临床研究，既实践了药物全生命周期监控过程的最后"临门一脚"，也丰富了新药研发的创新思路和成果；临床研究机构主动发起和开展药品上市后临床研究，不但展示了临床学科建设的新领域，也为临床医务人员个人学术生涯的发展开辟了切实可行的提升路径。为此，谨祝本书成为各位有心读者的良师益友，为我国药品上市后临床研究的蓬勃开展与成果涌现贡献微薄之力。

曾任华西医院国家药物临床试验机构副主任

前言

开展更丰富、更规范的上市后研究（Post Market Research），是新时期的大势所趋，也是医学科学技术创新以专业化参与市场竞争的必然结果。创新有突破型创新和累积型创新；相对于创新药上市前的突破型创新，上市后研究则多属于累积型创新。在建设创新型国家的新时期和新征途，集合制药企业、医疗机构、合同研究组织等综合社会力量，开展不同目的、性质、类型、形式的上市后研究，将为国家积累更多的创新资源和科学洞见，并为人类健康事业的发展贡献更多中国智慧。

制药企业从事药品上市后研究，是启动和搭乘了药物发展的快车。药物上市，恰如婴儿初生，此时才被赋予社会属性。从此药物再也不只是一个物品，而开始成为一名战胜病魔的战士。在基于循证医学证据的现代医学体系中，药品上市后临床研究承担着回答药品社会属性中重大问题的主要责任，这些重大问题包括药品的有效性、安全性，患者的依从性、经济性，新患者群应用的可能性、必然性等。

医疗机构从事药品上市后研究，是掌握了个人、科室和医院融合发展的引擎。大部分临床科室在基础研究方面，无法与大学附属医院和研究所媲美，但实施、开展药品上市后临床研究却是临床医生的专业优势。临床研究对临床医生个人科研思维、科研素质、科研能力发展的巨大推动作用，已成为行业认可并且值得不断追求的目标。在中国大力推动创新和研究的举国体系中，临床研究成果更成为优秀个体职称晋升、优秀医疗机构彰显科研技术能力的必备条件；众多的临床研究成果也将成为一个个坚实的阶梯，助我国迈向医疗强国的坚实之路。

从药品生命周期角度展望药品的一生，在药品的整个生命周期当中，药品上市申请的审批作为一个重要的里程碑，将这一完整的生命周期分割成上市前与上市后两个阶段。为了药物上市申请能够顺利通过审批，上市前阶段需要经历临床前、临床Ⅰ～Ⅲ期试验等一系列漫长的过程，从分子筛选、机制研究，到通过细胞、动物模型及健康志愿者获得确切的药理信息，再到基于最低样本量的患者人群得到相对充分的疗效与安全性信息，这一系列过程无不充满了变数与艰辛，企业必须在上市前阶段投入巨大的人力、物力在相对"被动"的情况下获得数据，以满足药物上市的基本要求。然而，由于临床前及Ⅰ～Ⅲ期临床试验样本量较小、受试者人群范围较窄、研究设计及用药方法较为严格等局限性，仅凭上市前的数据依然无法充分满足临床实际应用。而这一缺陷则应待上市后继续完善。此外，药物上市后的临床实践当中，随着使用者人数的不断增加，新的问题也在这一与上市前试验存在巨大差异的场景中不断产生，如药物相互作用对于有效性的影响、非预期不良事件的发生、新的适应证人群的出现等，这些问题则需要通过一系列形式多样的上市后临床研究所获得的数据来进行解释。因此，上市后研究不仅仅是对上市前研究数据进行了补充，还应成为上市前研究的重要延续，更应作为药品全生命周期监管的重要环节加以重视。

回顾我国的上市后研究的相关政策与法令，最初于1985年开始执行的

《中华人民共和国药品管理法》便开始将药品上市后临床研究列为监管范围；
2009 年，由国家食品药品监督管理局药品评价中心起草了《药品上市后临床
试验指导原则（草案）》，同年 5 月，国家食品药品监督管理局召集相关专
家起草了《药品再评价管理办法（草案）》；2013 年 10 月，国家药品监督
管理局药品审评中心基于 IV 期临床试验管理规范和技术规范，发布了《化学
药品和治疗用生物制品上市后研究报告格式（征求意见稿）》《化学药品和
治疗用生物制品上市后研究管理规范（征求意见稿）》 以及《化学药品和治
疗用生物制品上市后研究技术指导手册（征求意见稿）》；针对中药制剂的
上市后研究，我国也在 2010 年 9 月和 2011 年 11 月分别发布了《中药注射
剂安全性再评价生产工艺评价等 7 个技术指导原则（试行）》和《已上市中
药变更研究技术指导原则》，旨在规范和指导中药制剂安全性再评价以及已
上市中药制剂在生产、质量控制、使用等方面变更加规范；随着"真实世界
研究"这一概念在我国的不断深入，2019 年发表的《真实世界证据与支持药
物研发的基本考虑（征求意见稿）》，以期通过真实世界研究转化为的"真
实世界证据" 支持药物研发提供科学可行的指导意见；2020 年 1 月 7 日，国
家药品监督管理局（NMPA）对"真实世界证据支持药物研发与审评指导意
见"的确立，更让生物制药企业的药物发展策略也有了明确的方向和政策保障。
用最有效的方式实施产品周期的管理成为当务之急。而上市后的循证医学证
据为药品的生命周期发展提供了积极而稳健的保障。

这些法律法规和技术规范的推广实施，新的医药政策之下市场格局的日
新月异，临床研究中心及机构对上市后临床研究的鼓励和重视，都更加促进

了我国上市后临床研究的科学开展。上市后临床研究的价值，从单纯的获取优势人群的疗效与安全性，扩展到全面探索不同人群的综合获益；从支持可持续的创新产品上市，延伸到上市后适应人群的扩展、合理扩大临床应用。

开展更多、更为规范的上市后研究，是新时期的大势所趋。然而目前我国药品上市后研究的实施与评价体系不够完善，以致对我们的行动提出了更高的要求和挑战。本书的目的在于，携手申办者、研究者、合同研究组织、数据管理组织等众多利益相关者，正确理解上市后临床研究的发展、分类、设计策略、分析原则及其适用场景，同时借鉴各国在上市后临床研究中的法规、政策，指导合理设计并规范操作临床研究；发挥临床实践中巨量数据的潜能，为临床安全合理用药提供科学依据；从整体上提高临床研究的设计和运营质量，共同保证患者获益的最大化。

临床研究广博如浩瀚大海，由于我们的认识和水平有限，虽已竭尽全力，本书仍不可避免地存在许多不尽如人意之处，希望读者予以斧正。

李一

目录

第一章　药品上市后临床研究的目的与意义

　　建立以企业为主体、市场为导向、产学研深度融合的技术创新体系，是新时期加快建设创新型国家的明确要求。而在药物持续创新方面，基于药物上市前研究数据的局限性，诸如我国上市前临床研究的水平和质量相对薄弱，而临床对突破性治疗的需求非常强烈，这在一定程度上都影响到新药上市前证据的强度。为了补足上市前研究数据的缺陷，从临床实际应用中获得大样本人群药物应用的证据，并进一步推动药物生命周期的发展与延续，谨慎且系统的实施上市后临床研究势在必行。无论是国家和社会的责任，还是药物临床研究的发展需求，都要求制药企业主动承担药品上市后临床研究的主体责任，同时也要求临床工作者基于患者需求的临床与科研深度融合。

一、 药品上市后临床研究目的

从前述责任和需求的维度思考，药品上市后临床研究的目的，旨在延长药品生命周期，进一步论证或探索该药品对患者的获益和社会经济效益。具体可分为履行法定义务目的、验证性目的、拓展性目的、政策性目的四类。

履行法定义务目的，是遵循医政管理政策，履行对"有条件的上市注册准许"的承诺，开展Ⅳ期临床研究、再评价及一致性评价的要求。这类研究常由药品上市许可持有人发起，委托药物临床试验机构完成，可为制定政策提供依据。就特定药品的有效性、安全性做出评价，为最佳药物疗法提供咨询、指导和规范临床合理用药依据。上市后研究不仅可以为医药行政监督管理部门政策的制定与实施提供依据，如国家"基本药物目录""非处方药""淘汰品种目录"，也可以提高医药监管水平，保证人民用药的安全有效。

验证性目的，是在药品已批准范围内，验证药品在各类患者中的有效性和安全性，如中国人群、不同地域或民族人群、不同基因型人群、不同疾病进程人群、不同并发症人群等。以验证性为目的的药品上市后研究发起数量最多，文献报道最多，研究者的动力也大，研究经费来源渠道也最为多样化。再者，通过上市后再评价研究，可以发现新药上市前未发现的风险因素。比如，发现上市前发生概率低于 1% 的药品不良反应（Adverse Drug Reaction，ADR）和一些需要较长时间应用才能发现或迟发的 ADR、完善药物相互作用及对更多人群应用的有效性和安全性等。对上市后药品不良反应的监测、分析、调研与评价，也可以帮助药品上市许可持有人发现潜在于药品生产环节、流通环节和使用环节的风险信号。

拓展性目的，是指以拓宽药品适应人群、改进用法用量等为目的。上市后临床研究对发现和确认新的适应证、指导和规范临床合理用药、加强药品市场监管等均具有重要意义，并鼓励创新药品的研究与开发。而这类研究在不同制药企业和医疗机构被鼓励或约束的程度有所差异。对于药品上市许可持有人来讲，通过上市后临床研究可以获得增加适应证的机会，或是补充完善说明书缺失或"尚不明确"的内容，如药理药效、代谢及不良反应、禁忌证、合并用药等。从全球范围来看非药企赞助的超适应证临床研究似乎更多，这大致是因为药品进入成熟期之后的潜在收益下降，众多药企已失去主动投入大额资金更新说明书的动力。

药品是政府提供社会健康公共服务的重要工具，药品上市后临床研究或多或少具有一定的政策性目的。在真实世界的状态下进一步证实药品有效性、安全性、依从性、经济性等，对于医疗卫生政策的评审专家制定政策、指导合理用药有实际指导意义，从而影响国家"基本药物目录""非处方药""淘汰品种目录"等医疗政策。从药品上市许可持有人的角度来看，能够全面了解产品特性，收集实际使用中的反馈，为更好地使用该产品及开发新产品提示方向，管理好药品的生命周期。

一般情况下，上市后临床研究的目的通常是复合式的，这源于研究发起者和赞助者的多样性。药政管理机构、药品上市许可持有人、临床医师或药师、科研行政单位、公益基金会或医药学协会等多种角色，很多时候会共同参与到一项上市后临床研究中，并要求该研究达到自己或所属组织的预定目标。

二、药品上市后临床研究的意义

所谓主观为自己，客观为人人。药品上市后临床研究的复合式研究目的，也使得药品上市后临床研究的社会价值更为重大。

开展持续性的上市后临床研究最重要的意义是提高药物可及性，造福更多中国患者。临床研究的报道必须要有创新，所以一个药品的上市后临床研究越多，通常评价药品价值的维度也越多。药品通过在安全、有效、经济的多维空间被广泛衡量价值及实用性，对合理用药具有实际指导意义，更是为大规模人群应用奠定了坚实的证据和经验基础。药品上市后长期所积累的临床研究越多，越有利于该药在后续漫长的生命周期中发挥余热，以更低的治疗价格和更为成熟的治疗方案造福更多患者，甚至如阿司匹林和二甲双胍一样老当益壮。中国传统中医药为我们积累了一批经典治疗方案，相信我们通过坚持持续性地药品上市后临床研究，也会积累更多的"经典治疗方案"，成为未来中国人世传的"秘方"。

药品上市后临床研究另一项重大意义是可以培养更多的"医学科学家"。2019年《新英格兰医学杂志》发表一篇观点性文章，题目为拯救濒临灭绝的"医学科学家"，指出在过去的40年里，从事科研的美国医生的比例已经从80年代占整个医师队伍4.7%的峰值下降到今天的1.5%，下降了68%。而在中国，医疗领域发展正处于加快建设创新型国家的新时期，培养造就一大批具有国际水平的战略科技人才、科技领军人才、青年科技人才和高水平的创新团队已是国策，开展更多、更好、持续性的药品上市后临床研究，将为中国培养出一大批"医学科学家"，从而加速中国医生迈向并屹立于国际学术舞台，从而引领未来医学发展。那些在值班间隙熬夜写标书的医生，那些在手术或门诊间隙还乐此不疲地与药企医学事务人员探讨研究的医生，那些为了解决一个问题不惜查看上百篇文章的医生，是我们医学科学家们奋斗的常见背影。

对于大量中国制药企业来讲，药品上市后研究是促进企业转型升级的法宝，也是推动制药领域深化供给侧结构性改革的必由之路。财务合规运营可能是某些企业近期的痛点。而中国药企长期的痛点则在于如何提高企业健康运营水平，甚至参与到世界竞争格局之中。制药企业不仅需要"生孩子"，还要"养孩子"，而药品上市后临床研究是培养"孩子"茁壮成长的法宝。药品上市后临床研究是干预药品生命周期的主要手段之一，可以帮助制药企业全面了解产品特性，收集实际使用中的反馈，为更好地使用产品及开发新产品提示方向；并在很大程度上反映真实世界的情况，真正体现药物在实际使用中发挥的作用。

目前，国内合同研究组织（CRO）主要关注于注册性研究以及有限的上市后研究，因此药物上市后临床应用的循证医学证据极其匮乏。随着信息技术、大数据以及人工智能技术快速进入药物临床研究领域，使得企业曾经因经费限制而举步维艰的大样本甚至超大样本量临床研究变得可能。但是进行此类大样本量需要更专业的临床设计团队和技术团队的配合，企业如果自建团队往往困难较多，因此会委派专业的CRO公司具体执行。这就要求这类新型的 CRO 公司应具备良好的临床研究专业性，并同时拥有计算机临床数据智能化采集分析系统一起协同工作，足以应对上市后大样本量研究的数据质量和研究设计的独特挑战；同时，要求对于上市后临床研究大数据具有处理能力，有效的生成真实世界证据，让企业、医生、CRO 公司及社会团体、政府部门等形成共识体系，使得药物治疗学、药物流行病学、药物经济学得到强有力的推进，也将共识推广到更大的医疗实践范围，做到 achieve the achievable。

总的来说，药品上市后临床研究通常有多个利益相关者参与其中，一个上市后临床研究通常同时具备医学目的和非医学目的。在多方力量的共同推进过程中，持续性的、多维度的上市后临床研究组合，超越了研究主要终点指标本身，而具有广泛社会意义。这些科学活动将惠及更多中国人民，培养更多中国医学科学家、医学研究者，并推进中国制药企业供给侧改革，同时有助于加快中国临床科研体系建设，并使之成为建设中国现代化医药经济体系的战略支撑。

（李　一　成雲芳）

第二章　药品上市后临床研究的分类

　　药品上市后研究，广义上为药品被批准上市以后，遵循专门的研究方案对其利用及其效应的研究，包括药品安全性研究、药品有效性研究、质量可控性研究和药品经济学研究。而 2013 年《化学药品和治疗用生物制品上市后研究技术指导手册（草案）》中对上市后临床研究的范围进一步缩小为针对上市后药品的安全性和有效性研究。

　　根据不同维度，如研究类型、法规强制性、研究目的、研究发起方以及研究内容，可以将药品上市后研究进行分类。

一、　按研究设计类型分类

　　根据研究加工情况，可将药品上市后临床研究分为原始研究和二次分析，而原始研究中根据内容及有无干预措施，可进一步分为临床药理学研究、干预性研究与观察性研究。上市后临床药理学研究主要进行药代动力学研究和药物相互作用研究。干预性研究根据是否随机分组，分为随机对照试验和非随机对照试验。观察性研究根据是否设有对照组分为描述性研究和分析性研究。描述性研究包括单纯病例研究、病例报告等。分析性研究根据暴露与结局的时间关系，又可以分为横断面研究、队列研究和病例对照研究。队列研究根据开始研究时数据是否已存在，又分为回顾性队列研究（又称历史性队列研究）和前瞻性队列研究（图 2-1）。

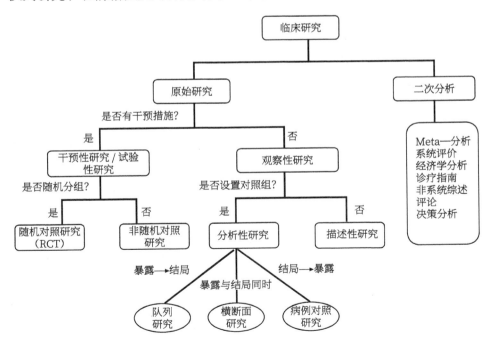

图 2-1 临床研究分类

表 2-1 常见研究类型的优劣势比较

研究设计	拟解决的研究问题	常见场景	优势	劣势
病例对照研究	· 疾病相关的影响因素研究	· 影响疾病发病和预后因素的分析 · 预测研究	· 省时，省成本 · 适合研究罕见病 · 适合研究多个因素与一种疾病的关联	· 因果时序是由果及因，检验病因假说的能力较队列研究弱 · 混杂和偏倚 — 选择偏倚：例如不恰当的选择对照；病例与对照来自不同人群 — 信息偏倚：例如暴露信息不准确 — 回忆偏倚：例如研究者引入的偏倚
横断面研究	· 疾病或状态的分布状态（流行率） · 影响因素	· 疾病的发病率患病率或死亡率相关调查 · 疾病（或并发症）和影响因素的关联分析	· 省时，省成本	· 只能了解疾病的流行影响因素 · 判断因果关系的证据等级不高
单纯病例研究	· 罕见病的研究 · 基因环境交互作用的研究	· 某疾病的分子标记物分析中的组织样本的收集 · 特殊疾病队列	· 适于医院开展研究 · 特别适合肿瘤及罕见病的研究 · 在检测基因与环境交互作用时，可信区间更窄 · 因无对照组，从而避免了对照选择所引起的偏倚 · 省时，省成本	· 无对照组 · 所研究疾病的患病率不宜超过5% · 除了可出现病例对照研究的病例选择所引起的常见偏倚外，还存在不同亚人群暴露率和基因频率不一致所引起的偏倚
回顾性队列研究	· 病因研究 · 预后研究 · 治疗性研究	· 临床治疗和疗效/结局的生存分析 · 预测研究	· 可以直接获得发病率，直接估计相对危险度 · 因果时序合理，检验病因假说的能力较强 · 了解疾病的自然史 · 获得一种暴露与多种疾病结局的关系 · 相比前瞻性队列研究，省时，省成本	· 不适于发病率很低的疾病的病因研究 · 数据和信息的缺失 · 偏倚和混杂 · 矛盾数据需要特别注意和处理

续表

研究设计	拟解决的研究问题	常见场景	优势	劣势
前瞻性队列研究	· 病因研究 · 预后研究 · 治疗性研究	· 检验病因假设 · 临床治疗和疗效/结局的生存分析	· 因果时序合理，检验病因假说的能力较强 · 了解疾病的自然史 · 获得一种暴露与多种疾病结局的关系 · 所收集的资料相对完整可靠，一般不存在回忆偏倚	· 不适于发病率很低的疾病的病因研究 · 要求随访观察，时间周期长 · 失访难以避免 · 随着时间推移，未知的变量引入人群可能导致结局受影响 · 研究的设计要求高，实施难度大，费用高
随机对照研究	· 预后研究 · 治疗性研究	· 注册研究 · 真实世界研究	· 评价药物有效性的"金标准" · 可在不同等级的医疗机构开展研究 · 可以通过随机分组平衡组间已知和未知的预后因素，最大程度提高组间的可比性，控制混杂因素，论证强度大	· 外部可推性较差 · 干预措施控制严格，不符合临床实际 · 排除了复杂病患，可能排除掉可受益人群

二、 按法规要求分类

根据法规的强制性，上市后临床研究可分为上市后要求研究与其他研究。

上市后要求研究是指依据法规提出要求，包括法规要求必须进行的上市后安全性临床研究和注册批件中要求完成的研究内容。其他研究则是除上市后要求以外，申请人或第三方承诺或自行实施的研究。

在美国相关法规中也有相同的分类方法，只是具体分类命名略有不同，分为上市后要求（Post-Marketing Requirements，PMRs）研究和上市后承诺（Post-Marketing Commitments，PMCs）研究。PMRs 与 PMCs 研究类似，是按照法规要求必须完成的上市后研究/临床试验工作，而 PMCs 通常是申请人与 FDA 通过协商承诺完成的工作，不在法规要求应进行上市后研究和临床试验的标准范围内，不受法律的制约。对于什么样的新药需要进行PMRs，法规有着明确的要求和规定：法案第 505（o）（3）章授权 FDA 在新药许可时或许可后如果发现新的安全性信息，而目前的药物警戒系统不能满足评估的需求，可要求实施上市后研究或临床试验。所谓新安全性信息包括：严重风险数据；与药物使用有关的非预期严重风险信息；已知的严重风险，许可后了解到更多关于其发生频率或严重性的信息。关注某项风险并认为是严重的，但了解的程度不足以确定该风险在标签中的阐述方式以及应当包含哪些信息，也会要求实施上市后研究或临床试验来获取更多信息。具体讲主要出于以下目的要求实施上市后研究 / 临床试验：①评估已知与药物使用有关的严重风险；②评估与药物使用有关的严重风险信号；③当已有数据提示存在严重风险的可能性时，确认非预期的严重风险。

上市后再评价研究和Ⅳ期临床研究，即属于上市后要求研究的范畴。上市后再评价研究是药品上市前评价的延续，是全面评价药品不可缺少的一个环节。Ⅳ期临床试验虽然也定位在上市后阶段，但其关注的重点是药品经广泛人群应用后所表现出的有效性和安全性，而且是按照法规要求进行的，对样本量有明确要求，需 2000 例以上，可以不设对照。上市后再评价研究不仅仅关注扩大应用人群后的疗效和不良反应，还包括上市后经济学评价，同时，还应根据药品上市前研究情况以及上市后研究需求，有针对性地对生产工艺、生产质量、药理学、药效学、毒理学、生态学等非临床研究内容进行再评价。因此，上市后再评价可以笼统地分为临床再评价与非临床再评价两方面内容，而Ⅳ期临床试验是具体提出并给予清晰定义的药品上市后再评价内容之一，属于药品上市后临床再评价范畴。

三、 按研究目的分类

根据研究的目的，上市后药品临床研究可分为有效性研究和安全性研究。有效性研究旨在评估药品疗效，而安全性研究更关注药物在使用人群中的不良反应等安全性信息。

1. 有效性研究

虽然药品疗效在上市前的临床试验中已得到评价，但是因人群范围较窄、对照药品较少、研究样本量小及时间较短等局限，其结论不能直接地推论到一般人群。因此，作为药品上市前评价的延续，药品上市后的有效性研究应针对广泛使用人群，如纳入上市前临床试验排除的人群（如老年人等）更能反映临床实际使用情况，应考察与其他治疗方法相比的特点和优劣，应针对上市前未能考察和解决的问题进行研究，内容可包括药品远期疗效、具体给药方案、合并用药、对生命质量影响、对终点事件的干预程度等。

2. 安全性研究

药品上市前临床试验获得的安全性数据是初步的，不是结论，而上市后临床试验为进一步研究药品的安全性提供了理想场所，这是因为上市后研究是在合理的控制和严密的监视下进行的，由此得出的数据比其他任何方法如自发报告系统等途径获得的资料更可靠，尤其是不良反应发生率可以精确地估算出来，这对研究新的严重不良反应尤为重要。药品上市后临床试验的研究重点应放在发现新的、严重的不良反应，而不仅仅是已知和一般的不良反应。研究内容可包括：不良反应发生率，新的、严重的不良反应，不良反应类型，不良反应的严重程度和预后，药物相互作用等。

四、　按发起方分类

按照临床研究发起方，药品上市后临床研究分为研究者或学术机构发起的研究（Investigator-Initiated Trial，IIT）和制药企业发起的研究（Industry-Sponsored Trial，IST）。

IIT 与 IST 在研究职责、应用场景、法规要求等方面均有所区别。在职责方面，IST 中制药公司承担主导角色和申办者职责，但在 IIT 研究中由研究者或学术机构承担，制药企业仅直接或间接提供试验药、对照药或部分经费。在应用场景方面，制药企业发起的上市后研究，通常是为完成上市后要求研究及重要的上市后再评价研究，而 IIT 研究范围常常是 IST 未涉及的领域，例如罕见病研究、诊断或治疗手段比较、上市药物新用途等。在法规要求方面，则主要根据研究目的和用途有所不同，如果是上市后要求研究或用于药物上市后扩大适应证申请等可能增加受试者风险的研究，无论 IST 或 IIT，均应向国家食品药品监督管理总局递交新药试验申请，批准后在 CFDA 的监督下实行并定期提交相关研究资料。其他不增加受试者用药风险，或用药风险已有文献或临床实践支持的 IIT，可以通过研究者所在机构学术专业委员会和伦理委员会审评批准后，并在上述机构的监管下进行。如希望将 IIT 研究的数据作为支持批准增加新适应证的重要参考，则其研究过程还须符合药品临床试验质量管理规范要求。

研究者发起的临床研究与制药企业发起的临床研究并行，互为补充，能更好地推进药物研究的深度和广度，更多地获得研究数据，为循证医学提供依据。

五、 按适应证分类

根据研究药物的使用是否符合说明书记载的适应证、剂量、疗程、途径或人群等用法，上市后临床研究还可分为说明书内使用的研究和超说明书使用的研究。

国内外临床药物治疗中超说明书用药均普遍存在。除印度禁止超说明书使用外，美国、德国、意大利、荷兰、新西兰、印度和日本已有超说明书用药相关立法，允许合理的超说明书用药。我国尚无明确立法。2015 年发表的《超说明书用药专家共识》推荐为了患者的利益，临床诊疗过程中，无其他合理的可替代药物治疗方案时，在有充分证据支持、权衡利弊后，可选择超说明书用药。

循证医学证据的不一致、医师获得信息程度的差异、临床治疗的需要都是造成"药品说明书之外"用法存在的原因，因此需要更多的证据和知识来验证"药品说明书之外"用法的合理性，当然这些信息的不断完善也有利于医药企业在研发新药时采用更合理的设计，医师在使用药品的过程中更加安全，同时也有助于促进相关法律法规的完善。

参考文献

[1] 周元瑶 . 药物流行病学 . 北京 . 中国医药科技出版 . 1996，14-31.

[2] 国家药品监督管理局药品审评中心 . 化学药品和治疗用生物制品上市后研究技术指导手册（草案）. 2013.

[3] GRIMES D A，SCHULZ K F. An overview of clinical research：the lay of the land [J]. Lancet，2002，359（9300）：57-61.

[4] 吴阶平医学基金会和中国胸部肿瘤研究协作组 .《2018 年中国真实世界研究指南》.

[5] 美国 FDA. 上市后研究和临床试验指南 -《联邦食品、药品和化妆品法案》第 505（o）（3）章的实施 . 2012.

[6] 何伟 . 我国药品上市后再评价的概念辨析与类型介绍 [J]. 中南药学，2015（7）：780-782.

[7] 杨志敏，耿莹，高晨燕 . 对研究者发起的临床研究的认识和思考 [J]. 中国新药杂志，2014，23（4）：387-390.

[8] 张镭，谭玲，陆进 . 超说明书用药专家共识 [J]. 药物不良反应杂志，2015，17（2）：101-103.

[9] 付海尔，李瑜 . 药品说明书之外的用法在临床的应用 [J]. 中国医药指南，2009，7（15）：80-82.

（王 雁 张晓宇）

第三章 药品上市后临床研究的类型、设计策略、统计原则及其适用场景

第一节 临床药理学研究

临床药理学研究贯穿于药物的上市前与上市后，大部分药物会在上市前完成。但随着药物的发展需要做更深入的研究和完善，抑或是上市前研究不充分，在上市后仍需做临床药理学研究。目的是制订更加科学合理的用药方案，规避或减少临床应用中的不良反应。

临床药理学是药理学科的分支，研究药物在人体内作用规律和人体与药物间相互作用过程的交叉学科。它以药理学与临床医学为基础，阐述药物代谢动力学（药动学，Pharmacokinetics）、药物效应动力学（药效学，Pharmacodynamics）、毒副反应的性质及药物相互作用的规律等；其目的是促进医学与药学的结合、基础与临床的结合，以及指导临床合理用药，推动医学与药学的共同发展。

其主要研究内容包括：

（1）药效学研究：药效学旨在研究药物对人体生理与生化功能的影响和临床效应，以及药物的作用机制，即研究药物对机体的影响。通过药效学研究确定人体的治疗剂量，在每个患者身上能得到最大的疗效和最少的不良

反应；同时研究剂量、疗程、不同给药途径与疗效之间的关系，指导临床合理用药。

（2）药动学研究：药动学研究药物在正常人与患者体内吸收、分布、代谢和排泄的规律性，即研究机体对药物的处理。通常应用数学模型定量描述体内药物动态变化的规律。掌握药动学原理，便于临床医师正确解释血药浓度测定结果，根据不同患者的药动学特征，选择和调整药物的剂量及给药方案，实现用药个体化，从而获得最佳疗效。药动学研究对于个体差异大、安全范围窄的临床药物更具重要的指导意义。

（3）毒理学：毒理学（Toxicology）研究药物疗效的同时还应观察药物可能发生的不良反应、中毒反应、过敏反应和继发性反应等。为了确保药物的安全性，必须在动物体内进行系统的临床前毒理试验，通过测定动物的最大耐受剂量，从而为临床用药推荐剂量，并提出对人体可能产生的潜在毒性。在用药过程中应详细记录受试者的各种症状，并进行生化检查。如出现反应，应分析原因并提出防治措施。

（4）药物相互作用研究：药物相互作用研究（Drug interaction）指两种或两种以上的药物合并或序贯使用时，所引起的药物作用和效应的变化。药物相互作用可以是药物相互作用的增强或减弱，或作用时间的延长或缩短，从而产生有益的治疗作用或有害的不良反应。药物相互作用可分为两类：①药动学的相互作用，指一种药物改变了另一种药物的吸收、分布或代谢；②药效学的相互作用，指激动剂和拮抗剂在器官受体部位的相互作用。

一、临床药效学研究

临床药物效应动力学（Clinical pharmacodynamics）简称临床药效学，是药效学的分支。临床药效学是研究临床用药过程中药物对机体的效应、作用规律及作用机制，其内容包括药物与靶位之间相互作用所引起的生理生化反应、药物作用的分子机制等。研究临床药效学的目的是指导临床合理用药、避免药物不良反应和为新药研究提供依据。主要有以下的研究内容。

（一）药物对机体的作用

药物作用是药物对机体细胞或组织的初始作用，药物效应是药物初始作用引起的机体器官、组织、细胞、分子等不同层次水平上的改变。药物对机体的基本作用包括增强或减弱机体的原有功能。作用增强称为兴奋或激动，作用减弱称为抑制或拮抗。过度兴奋转入衰竭，是另一种性质的抑制。药物在适当剂量下对机体的作用具有选择性，表现为机体各组织器官由于受体种类、信号通路、代谢类型等的不同，对药物的反应性是不一样的。

药物对机体的作用具有两重性，既有治疗作用又有不良反应。符合用药目的，具有防治疾病的药物作用称为治疗作用；不符合用药目的，对人体不利甚至有害的药物作用称为不良反应。临床用药时，不仅要合理利用药物的治疗作用，还要尽量防止或减轻不良反应。

（二）药物作用"量"的规律

1. 药物的量效关系和量效曲线

药物效应的强弱与其剂量大小或浓度高低呈一定关系，即量效关系。以药物效应为纵坐标，以药物剂量或浓度为横坐标作图，即为量效曲线。量效曲线分为量反应的量效曲线和质反应的量效曲线。量反应的药物效应是可以计量的，如心率、血压等；质反应是以反应的"有"或"无"来表示，常以阳性率、有效率或死亡率等表示。

（1）量反应的量效曲线（图3-1）：以药物浓度或剂量为横坐标，药物效应为纵坐标，得到量反应的量效曲线为直方双曲线；将横坐标改为对数浓度或对数剂量，可得到对称的S形曲线。

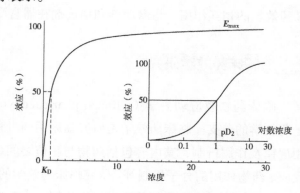

图3-1　量反应的量效曲线

量反应的量效曲线可以提供如下药效学参数：

A. 最小有效量或阈剂量：指药物用量逐渐增加，至刚能产生效应时的剂量或浓度。

B. 最大效应或效能：指药物效应达到最大，继续增加剂量效应也不再增大时的纵坐标数值。

C. 效应强度：指药物产生一定效应时所需要的剂量。

（2）质反应的量效曲线（图3-2）：质反应指的是药理效应用阳性或阴性表示的反应，如睡眠、死亡、麻醉等出现还是不出现。质反应的量效曲线以对数剂量为横坐标，反应率为纵坐标，得到一条对称的S形曲线。

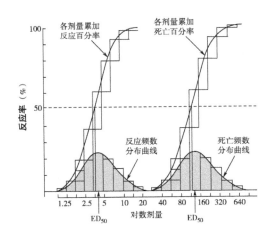

图 3-2　质反应的量效曲线

质反应的量效曲线中，可得到如下药效学参数：

A. 半数有效量（ED_{50}）：能使群体中有半数个体出现某一效应时的剂量。

B. 半数致死量（LD_{50}）：能引起50%实验对象出现死亡的剂量。

C. 治疗指数（TI）：即 LD_{50}/ED_{50}，是衡量药物安全性的重要指标之一。一般来说，TI 值越大，药物越安全。

2. 药物的时效关系与时效曲线

一次用药后，药物作用随时间发生动态变化的过程，成为时效关系。相隔不同时间测定药物效应，以时间为横坐标，药物效应强度为纵坐标作图，得到时效曲线（图3-3）。在时效曲线上，在治疗有效的药物效应强度处以及在出现毒性反应的效应强度处各做一条与横轴平行的直线，分别称为有效效应线和中毒效应线。

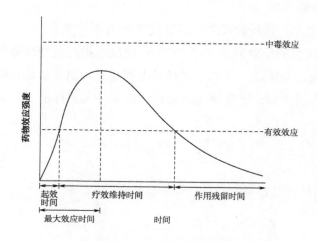

图3-3　一次性给药后的时效曲线

在时效曲线上可以得到以下参数：

A. 起效时间：指时效曲线与有效效应线首次相交点的时间，代表起效前的潜伏期。

B. 最大效应时间：指给药后药物效应达到最大值的时间。

C. 疗效维持时间：指从起效时间开始到时效曲线下行至再次与有效效应线相交时的时间。

D. 作用残留时间：指曲线从降至有效效应线以下到作用完全消失之间的时间。

3. 药物蓄积和中毒

在前次给药的作用残留时间内第二次给药，可能会产生药物在体内蓄积。蓄积过多可产生蓄积中毒。

引起药物蓄积中毒的因素有药物因素和机体因素两方面。药物因素方面，例如有些药物半衰期较长，在体内代谢缓慢，多次给药时容易使血中药物浓度不断蓄积，超过安全剂量，导致中毒；机体因素方面，如特殊人群包括老年人、胎儿等用药易发生蓄积中毒。

（三）药物特异性作用机制

药物特异性作用的靶点主要包括受体、酶、离子通道、核酸、载体、基因等，其中超过 50% 的药物是以受体为作用靶点。

1. 受体及特征

受体是一类存在于细胞膜、胞质或细胞核内，具有识别和结合细胞外特定化学物质，介导细胞信号转导并产生生物学效应的功能蛋白质。配体是能与受体特异性结合的化学物质，包括内源性配体如神经递质、激素及自身活性物质等，外源性配体如药物。

受体通常具有以下特征：特异性、高亲和力、敏感性、饱和性、可逆性、多样性。

受体分为四类：配体门控离子通道受体、G 蛋白偶联受体、具有酪氨酸激酶活性受体、核激素受体。

2. 作用于受体的药物分类

激动药：既有亲和力又有内在活性，能与受体结合并激动受体产生效应的药物。

拮抗药：药物有亲和力但无内在活性，与受体结合后不能产生效应，反而会妨碍受体激动药与受体的结合，表现为拮抗作用。拮抗药又分为竞争性拮抗药与非竞争性拮抗药。

3. 受体反应性的变化

受体脱敏：机体在长期使用一种激动药后，受体的敏感性逐渐降低。

受体增敏：长期使用一种拮抗药会导致受体对激动药的敏感性增高。

受体调节：若受体的调节性改变只表现为数量（或密度）的增加与减少，则分别称之为受体上调或受体下调。

4. 受体理论与临床用药

受体调节对药效学的影响：受体激动药应用剂量过大或应用时间过久，会引起受体下调和脱敏，这是机体产生耐受性的原因之一；相反，受体拮抗药长期应用则会引起受体上调和增敏，一旦停用则有反跳现象，再使用低浓度的激动药也会产生过强反应。临床应用此类药物时应密切观察，根据受体调节变化的情况调整用药方案。

内源性配体对药效学的影响：应用涉及内源性配体的受体拮抗药时应考虑内源性配体的浓度，在确认内源性配体浓度过高时可适当加到拮抗药的用量，而在病情好转、内源性配体浓度减低之后，拮抗药的用量也应及时调整。

（四）生物标志物

生物标志物是生物学介质中可以检测到的细胞、生物化学或分子改变，测定这些信号指标可表征生物样本中结构和功能的异常变化。生物学介质包括各种体液（如血液、尿液）、粪便、组织、细胞、头发、呼气等。

1. 生物标志物的类别

根据分子大小，生物标志物可分为：小分子生物标志物，如血糖、总胆固醇等；大分子生物标志物，如核酸类、蛋白质类、糖类、脂类；复合生物标志物，如DNA-小分子加合物、蛋白质-小分子加合物、DNA-蛋白质复合体、蛋白质-蛋白质复合体。

根据功能，生物标志物可分为：接触（暴露）生物标志物，指测定组织、体液或排泄物中吸收的化学物质、代谢物或内源性物质的反应产物等；效应生物标志物，指机体中可测出的生化、生理或其他改变的指标；易感性生物标志物，指反映机体对化合物效应敏感程度的指标。

2. 生物标志物的选择和验证

生物标志物选择要遵循以下原则：具有一定的特异性；必须具有足够的灵敏度；分析的重复性及个体差异都在可接受的范围内；要有足够的稳定性便于样品的运送、保存和分析；取样时最好对人体无损伤，能为受试者所接受。

生物标志物的验证：在一种新的标志物被用于临床实践前需要对其进行验证。在验证研究中，使用高质量病例样本进行前瞻性研究设计很重要。

（五）影响药物作用的因素

临床用药过程中，同一给药方案对于不同的患者，有可能产生不同的疗效。这是因为药物疗效的发挥受到多方面因素的影响，主要有药物、机体状态和其他因素三个方面。所以在临床用药时必须考虑可能影响药物作用的各种情况，研究用药的个体化问题。

药物方面的因素包括给药方案（包括给药剂量、给药途径、给药时间和间隔时间）、药物剂型、制药工艺、药物相互作用、反复用药等。

机体方面的因素包括年龄、性别、营养状态、精神因素、疾病因素、遗传因素、生物节律等。

其他方面包括生活习惯（如食物、吸烟、嗜酒）、环境污染等。

（六）国内外药效学方面的指导原则

目前，我国、美国、欧洲均有一些药效学方面的指导原则供参考。

我国药效学方面的指导原则：《抗菌药物药代动力学 / 药效学研究技术指导原则》《抗 HIV 药物非临床药效学研究技术指导原则》。

美国药效学方面指导原则：《动物模型—动物效应下考察药效的基本要素》《人用处方药和生物制品说明书中临床药理学部分——考虑、内容和格式》《药物和生物制品儿科研究的一般临床药理考量》。

欧洲药效学方面指导原则：《抗菌剂开发中的药代动力学和药效学考虑事项》《遗传药理学方法在药品药代动力学评估中的应用》。

二、 临床药动学研究

临床药动力学应用动力学原理与数学模型，定量的描述药物通过被动、主动或跨膜转运后的吸收、分布、代谢和排泄过程随时间变化的动态规律，研究体内药物的存在位置、数量与时间之间的关系。主要研究临床用药过程中人体对于药物处置的动力学过程以及各种临床条件对体内过程的影响，根据计算出的药动学参数制订最佳给药方案以及给药剂量和给药频度，指导临床合理用药。在完善常规的人体药代动力学研究内容之外，对于特殊用药应重视特殊人群的人体药代动力学研究，如肝肾功能障碍患者、儿童以及老年人的研究。特殊人群的药代动力学研究结果可用以指导用药方案的调整。

药代动力学研究的具体内容如下。

（一）健康志愿者药代动力学研究

本研究目的是探讨药物在体内吸收、分布和消除（代谢和排泄）的动态变化特点。由于各种疾病的病理状态均可不同程度地对药物的药代动力学产生影响，为了客观反映药物在人体的药代动力学特征，故多选择健康受试者。但如果试验药品的安全性较小，试验过程中可能对受试者造成损害，伦理上不允许在健康志愿者中进行试验时，可选用目标适应证的患者作为受试者。健康志愿者的药代动力学研究包括单次与多次给药的药代动力学研究、进食对口服药物制剂药代动力学影响的研究、药物代谢产物的药代动力学研究、药物—药物药代动力学相互作用研究。

1. 单次给药药代动力学研究

（1）受试者的选择标准

健康状况：健康受试者应无心血管、肝脏、肾脏、消化道、精神神经等疾病病史，无药物过敏史。在试验前应详细询问既往病史，做全面的体格检查及实验室检查，并根据试验药物的药理作用特点相应增加某些特殊检查。AIDS 和 HIV 病毒感染者，药物滥用者，最近三个月内献血或作为受试者被采样者，嗜烟、嗜酒者和近两周曾服过各种药物者均不宜作为受试者。

遗传多态性：如已知受试药物代谢的主要药物代谢酶具有遗传多态性，应查明受试者该酶的基因型或表型，使试验设计更加合理和结果分析更加准确。

性别：原则上应男性和女性兼有，一般男、女各半，不仅可了解药物在人体的药代动力学特点，同时也能观察到该药的药代动力学是否存在性别差异。但应注意，女性作为受试者往往要受生理周期或避孕药物的影响，因某些避孕药物具有药酶诱导作用或抑制作用，可能影响其他药物的代谢消除过程，因而改变试验药物的药代动力学特性。所以在选择女性受试者时必须对此进行询问和了解。另外，一些有性别针对性的药物，如性激素类药物、治疗前列腺肥大药物、治疗男性性功能障碍药物及妇产科专用药等则应选用相应性别的受试者。

年龄和体重：受试者年龄应为年满 18 岁以上的青年人和成年人，一般在 18 ～ 45 岁。正常受试者的体重一般不应低于 50 kg。按体重指数＝体重（kg）／身高^2（m^2）计算，一般在 19 ～ 24 范围内。因临床上大多数药物不按体重计算给药剂量，所以同批受试者的体重应比较接近。

伦理学要求：按照 GCP 原则制订试验方案并经伦理委员会讨论批准，受试者必须自愿参加试验，并签订书面知情同意书。

（2）受试者例数：一般要求每个剂量组 8 ～ 12 例。实际操作中，试验单位可适当增加例数，以保证有效受试者例数符合要求。

（3）对试验药物的要求

药物质量：试验药品应当在符合《药品生产质量管理规范》条件的车间制备，并经检验符合质量标准。

药品保管：试验药品有专人保管，并记录药品使用情况。试验结束后剩余药品和使用药品应与记录相符。

（4）药物剂量：一般选用低、中、高三种剂量。剂量的确定主要根据Ⅰ期临床耐受性试验的结果，并参考动物药效学、药代动力学及毒理学试验的结果，以及经讨论后确定的拟在Ⅱ期临床试验时采用的治疗剂量推算。高剂量组剂量必须接近或等于人最大耐受的剂量。根据研究结果对药物的药代动力学特性做出判断，如呈线性或非线性药代动力学特征等，为临床合理用药及药物监测提供有价值的信息。

（5）研究步骤：受试者在试验日前进入临床试验病房，晚上统一清淡饮食，然后禁食 10 小时、不禁水过夜。次日晨空腹（注射给药时不需空腹）口服药物，用 200 ～ 250 mL 水送服。如需收集尿样，则在服药前排空膀胱。

按试验方案在服药前、后不同时间采集血样或尿样（如需收集尿样，应记录总尿量后，留取所需量）。原则上试验期间受试者均应在临床试验病房内，避免剧烈运动，禁服茶、咖啡及其他含咖啡和醇类饮料，并禁止吸烟。

（6）采样点的确定：采样点的确定对药代动力学研究结果具有重大的影响。用药前采空白血样品，一个完整的血药浓度—时间曲线，应包括药物各时相的采样点，即采样点应包括给药后的吸收相、峰浓度附近和消除相。一般在吸收相至少需要 2 ～ 3 个采样点，峰浓度附近至少需要 3 个采样点，消除相至少需要 3 ～ 5 个采样点。一般不少于 11 ～ 12 个采样点。应有 3 ～ 5 个消除半衰期的时间，或采样持续到血药浓度为 C_{max} 的 1/20 ～ 1/10。如果同时收集尿样时，则应收集服药前尿样及服药后不同时间段的尿样。取样点的确定可参考动物药代动力学试验中药物排泄过程的特点，应包括开始排泄时间、排泄高峰及排泄基本结束的全过程。为保证最佳的采样点，建议在正式试验前进行预试验工作，然后根据预试验的结果，审核并修正原设计的采样点。

（7）药代动力学参数的估算和评价

应有效整合各项试验数据，选择科学合理的数据处理及统计方法。如用计算机处理数据，应注明所用程序的名称、版本和来源，并对其可靠性进行确认。根据试验中测得的各受试者的血药浓度—时间数据绘制各受试者的药—时曲线及平均药—时曲线，进行药代动力学参数的估算，求得药物的主要药代动力学参数，以全面反映药物在人体内吸收、分布和消除的特点。主要药代动力学参数有：T_{max}（实测值），C_{max}（实测值），AUC（0-t），AUC（0-∞），Vd，Kel，$t_{1/2}$，MRT、CL 或 CL/F。对药代动力学参数进行分析，说明其临床意义，并对后期临床研究方案提出建议。从尿药浓度估算药物经肾排泄的速率和总量。应根据试验结果，分析药物是否具有非线性动力学特征。主要参数（AUC）的个体差异较大者（RSD>50%），提示必要时需做剂量调整或进行血药浓度监测；AUC 集中于高低两极者提示可能有快代谢型、慢代谢型的遗传性代谢差异。

2. 多次给药药代动力学研究

当药物在临床上将连续多次应用时，需明确多次给药的药代动力学特征。根据研究目的，应考察药物多次给药后的稳态浓度（Css），药物谷、峰浓度的波动系数（DF），是否存在药物蓄积作用和（或）药酶的诱导作用。

（1）受试者的选择标准、受试者例数、试验药物的要求：均同单次给药药代动力学研究。

（2）试验药物剂量：根据临床试验拟订的给药剂量范围，选用一个或数个剂量进行试验。根据单次给药药代动力学参数中的消除半衰期确定服药间隔以及给药日数。

（3）研究步骤：试验期间，受试者应在临床试验病房内进行服药、采集样本和活动。口服药物均用 200 ～ 250 mL 水送服，受试者早、中、晚三餐均进统一饮食。

（4）采样点的确定：根据单剂量药代动力学求得的消除半衰期，估算药物可能达到稳态浓度的时间，应连续测定三次（一般为连续三天的）谷浓度（给药前）以确定已达稳态浓度。一般采样点最好安排在早上空腹给药前，以排除饮食、时辰以及其他因素的干扰。当确定已达稳态浓度后，在最后一次给药后，采集一系列血样，包括各时相（同单次给药），以测定稳态血药浓度—时间曲线。

（5）药代动力学参数的估算和评价：根据试验中测定的三次谷浓度及稳态血药浓度—时间数据，绘制多次给药后药-时曲线，求得相应的药代动力学参数，包括达峰时间（T_{max}）、稳态谷浓度（Css_{min}）、稳态峰浓度（Css_{max}）、平均稳态血药浓度（Css_{av}）、消除半衰期（$t_{1/2}$）、清除率（CL 或 CL/F）、稳态血药浓度—时间曲线下面积（AUCss）及波动系数（DF）等。对试验结果进行分析，说明多次给药时药物在体内的药代动力学特征，同时应与单剂量给药的相应药代动力学的参数进行比较，观察它们之间是否存在明显的差异，特别在吸收和消除等方面是否有显著的改变，并对药物的蓄积作用进行评价，提出用药建议。

3. 进食对口服药物制剂药代动力学影响的研究

许多口服药物制剂的消化道吸收速率和程度往往受食物的影响，它可能减慢或减少药物的吸收，但亦可能促进或增加某些药物的吸收。本研究通过观察口服药物在饮食前、后服药时对药物药代动力学，特别是对药物吸收过程的影响，旨在为后续临床研究制订科学、合理的用药方案提供依据。因此，研究时所进的试验餐应是高脂、高热量的配方，以便使得食物对胃肠道生理状态的影响达到最大，使进食对所研究药物的药代动力学的影响达到最大。进行本试验时，受试者的选择和要求、试验药物的要求均同健康志愿者单次给药的药代动力学研究。

试验设计及试验步骤：本试验通常可采用随机双周期交叉设计，也可以根据药物的代谢特性与单剂量交叉试验结合在一起进行。

（1）受试者例数：每组 10 ~ 12 例。实际操作中，试验单位可适当增加例数，以保证有效受试者例数符合要求。

（2）药物剂量：选用拟订临床试验的给药剂量。

（3）进食试验餐的方法：本试验应从开始进食试验餐起计时，这样才能排除进餐速度对服药时间的影响。试验餐要在开始进食后 30 分钟内吃完。并且在两个试验周期应保证试验餐的配方一致。餐后服药组应在进餐开始 30 分钟后给药，用 200 ~ 250 mL 水送服。

（4）采样点确定：原则上参考单次给药的采样方法，但应考虑食物影响的程度，其采样点分布可做适当调整。

根据试验结果对进食是否影响该药吸收及其药代动力学特征进行分析和小结。

4. 药物代谢产物的药代动力学研究

根据非临床药代动力学研究结果，如果药物主要以代谢方式消除，其代谢物可能具有明显的药理活性或毒性作用，或作为酶抑制剂而使药物的作用时间延长或作用增强，或通过竞争血浆和组织的结合部位而影响药物的处置过程，则代谢物的药代动力学特征可能影响药物的疗效和毒性。对于具有上述特性的药物，在进行原形药物单次给药、多次给药的药代动力学研究时，应考虑同时进行代谢物的药代动力学研究。

5. 药物—药物的药代动力学相互作用研究

当所研究的药物在临床上可能与其他药物同时或先后应用，由于药物间在吸收、与血浆蛋白结合、诱导 / 抑制药酶、存在竞争排泄或重吸收等方面存在相互作用，特别是药物与血浆蛋白的竞争性结合、对药物代谢酶的诱导或抑制等均可能导致药物血浆浓度明显变化，使药物疗效和（或）毒性发生改变需调整用药剂量时，应进行药物—药物的药代动力学相互作用研究，并尽可能明确引起相互作用的因素或机制，为制订科学、合理的联合用药方案提供依据。大多数药代动力学相互作用研究可在健康志愿者中进行。

（二）目标适应证患者的药代动力学研究

患者的疾病状态可能会改变药物的药代动力学特性，如心力衰竭患者由于循环淤血影响药物的吸收、分布及消除，内分泌疾病如糖尿病、甲亢或甲状腺功能减退会明显影响药物的分布和消除，其他如消化系统疾病、呼吸系统疾病均可影响药物的药代动力学特征。在目标适应证患者，如其疾病状态可能对药物的药代动力学产生重要影响，应进行目标适应证患者的药代动力学研究，明确其药代动力学特点，以指导临床合理用药。

本研究包括单次给药和（或）多次给药的药代动力学研究，也可采用群体药代动力学研究方法。许多药物的血药浓度与其临床药效、毒性反应密切相关。通过临床药代动力学与药效动力学的相关性研究，可探讨药物的药效学和药代动力学的相关关系、治疗血药浓度范围和中毒浓度，为临床用药的有效性和安全性提供依据。

（三）特殊人群的药代动力学研究

1. 肝功能损害患者的药代动力学研究

肝脏是药物消除的重要器官，许多药物进入体内后在肝脏代谢，因此肝脏损害可能会对这些药物经肝脏的代谢和排泄产生影响。对于前体药物或其他需经肝脏代谢活化者，可使活性代谢物的生成减少，从而导致疗效降低；

对于经肝脏代谢灭活的药物，可使其代谢受阻，原形药物的浓度明显升高，导致药物蓄积，甚至出现严重的不良反应。

肝功能受损对口服且存在首过效应的药物影响较大，可使血药浓度增加，提高生物利用度；可使多数药物血浆蛋白结合率降低，游离型药物浓度增加，从而增加药效甚至引起毒性效应；由于肝药酶量明显减少或活性降低，使通过肝药酶代谢消除的药物代谢速率和程度明显减退，使原形药物浓度升高，消除半衰期延长，从而增加药效甚至引起毒性效应；肝内淤胆型肝病，由于胆汁流通不畅而影响药物从胆汁排泄，因此主要从胆汁排泄的药物消除将受到影响。

药物研发过程中，在药物或其活性代谢物主要经肝脏代谢和（或）排泄；虽肝脏不是药物和（或）活性代谢物的主要消除途径，但药物的治疗范围窄等情况下，需考虑进行肝功能损害患者的药代动力学研究，并与健康志愿者的药代动力学结果进行比较，为临床合理用药提供依据。

2. 肾功能损害患者的药代动力学研究

对于主要经肾脏排泄机制消除的药物，肾脏损害可能改变药物的药代动力学和药效，与用于肾功能正常的人相比，需改变药物的给药方案。

肾损害引起的最明显变化是药物或其代谢物经肾脏分泌的降低，或肾排泄的降低。肾损害也可引起药物吸收、肝代谢、血浆蛋白结合及药物分布的变化。这些变化在严重肾损害的患者中可能特别突出，甚至于在肾脏途径不是药物排泄的主要途径时也可观察到这种情况。

对可能用于肾功能损害患者的药物，如药物和（或）其活性代谢物的治疗指数小、药物和（或）其活性代谢物主要通过肾脏消除，由于肾损害可能明显改变药物和（或）其活性/毒性代谢物的药代动力学特性，必须通过调整剂量来保证这些患者用药的安全和有效时，需考虑在肾功能损害患者中进行药代动力学研究，以指导合理用药。

3. 老年人药代动力学研究

与正常成年人不同，老年人可存在胃酸分泌减少，消化道运动功能减退，消化道血流减慢，体内水分减少，脂肪成分比例增加，血浆蛋白含量减少，肾单位、肾血流量、肾小球滤过率均下降，肝血流量减少，功能性肝细胞减少等改变，以上因素均可导致药物在老年人体内吸收、分布、代谢、排泄发生相应改变。当拟治疗疾病是一种典型的老年病或拟治疗人群中包含相当数量的老年患者时，需要进行老年人药代动力学研究，从而可根据其药代动力学特点选择恰当的药物，并调整给药剂量或给药间隔。

老年人的药代动力学研究可选择老年健康志愿者或患者，酌情在四个阶段的临床试验期间进行。

4. 儿科人群药代动力学研究

小儿胃液的 pH 低，胃肠蠕动慢，各组织水分的含量高，血浆蛋白含量低，血脑屏障处于发育阶段，对药物代谢能力较弱，儿童的生长发育对药物的吸收、分布、代谢、排泄这四个过程均有影响，药物在儿童与成人的药代动力学特性可能存在较大差异。所以，当拟治疗疾病是一种典型的儿科疾病或拟治疗人群中包含儿科人群时，应在儿科人群中进行药代动力学研究。

另外，不同年龄阶段的小儿其生长、发育有其各自的特点，其药代动力学特点也各不相同。因此，进行小儿药代动力学研究时，应考虑拟应用疾病、人群、药物本身特点等情况酌情选取不同发育阶段的小儿进行。

根据所研究药物的特点、所治疗的疾病类型、安全性考虑，以及可选择的其他治疗的疗效和安全性等因素。受试者多为目标适应证的患儿。

由于在儿科人群多次取血比较困难，因此可考虑使用群体药代动力学研究方法。

三、　毒理学研究

毒理学研究主要在上市前进行，包括急性毒性、慢性毒性和特殊毒性，其中涉及半数致死量（LD_{50}）和最大耐受量。

1. 急性毒性试验

半数致死量（LD_{50}）：测定选用拟推荐临床试验的给药途径，观察一次给药后动物的毒性反应并测定其 LD_{50}。水溶性好的第一、第二类新药应测

定两种给药途径的 LD_{50}。给药后至少观察 7 天，记录动物毒性反应情况、体重变化及动物死亡时间分布。对死亡动物应及时进行肉眼尸检，当尸检发现病变时应对该组织进行镜检。

最大给药量：如因受试药物的浓度或体积限制，无法测出半数致死量时，可做最大给药量试验。试验应选用拟推荐临床试验的给药途径，以动物能耐受的最大浓度、最大体积的药量一次或一日内 2～3 次给予动物（如用小白鼠，动物数不得少于 20 只，雌雄各半），连续观察 7 天，详细记录动物反应情况，计算出总给药量（折合生药量 g/kg）。

2. 慢性毒性试验

慢性毒性试验是观察动物因连续用药而产生的毒性反应及其严重程度，以及停药后的发展和恢复情况，为临床研究提供依据。长期毒性试验条件包括动物、剂量、方法与给药途径、试验周期。

治疗局部应用的药物即治疗局部疾患且配方中不含毒性药材或有毒成分的第三、第四类外用药，一般可不做慢性毒性试验。但需做局部刺激试验、过敏试验，必要时需做光敏试验。

3. 特殊毒性试验

可能影响胎儿或子代发育的药物，除按一般毒理学要求进行试验外，还应增做相应的生殖毒性试验，如特殊毒性试验、致癌试验，致突变试验、致畸胎试验。

4. 毒理研究方面的指导原则

目前，我国药审中心在毒理方面有相应的指导原则供参考，包括《化学药物综述资料撰写的格式和内容的技术指导原则—药理毒理研究资料综述》《中药、天然药物药理毒理研究综述的格式和要求》。

四、 药物相互作用研究

联合用药可提高疗效，减少不良反应。掌握药物相互作用方式和机制，对于避免联合用药中不良药物相互作用，获得预期的治疗效果极为重要。药物相互作用除了发生在代谢过程中外，也可能发生在吸收、分布和排泄过程。目前，越来越多的报告显示药物相互作用与转运体相关，因此，它们也是新药开发过程中应该考察的因素之一。药物相互作用还可能改变药代动力学/药效动力学（PK/PD）的相互关系。

体内药物相互作用研究设计：如果体外研究和其他信息提示需要进行体内代谢相关的药物相互作用试验，则应考虑下述一般性问题和方法。在下述讨论中，底物（S）一词用以表示确定其暴露量是否因使用另一种药物而改变的受试药物，而另一种药物称为相互作用药物（I）。根据研究目的，底物和相互作用药物可以是研究性新药（试验药）或已批准的药物。

（一）研究设计

体内代谢相关的药物相互作用研究通常是用于比较存在和不存在相互作用药物（I）的情况下的底物（S）浓度水平。研究可以使用随机交叉（如使用 S 后然后使用 S+I，使用 S+I 后然后使用 S）、同种序贯交叉（如使用 S 后总是使用 S+I，或采用相反的顺序）、平行设计（在一组受试者中使用 S，另一组中使用 S+I）等方式。对于底物和相互作用药物，可采用下述可能的给药方案组合：单剂量/单剂量、单剂量/多剂量、多剂量/单剂量、多剂量/多剂量。选择其中哪种试验设计将取决于底物和相互作用药物的许多因素，包括：①底物和（或）相互作用药物的短期或长期使用；②安全性考虑，包括药物可能是窄治疗窗（NTR）或非窄治疗窗药物；③底物和相互作用药物的药动学和药效学特征；④诱导及抑制作用评估。具有抑制/诱导作用的药物和底物，用药时两种药物的暴露量应达到与其临床应用相关的血药浓度水平，包括可能使用的最高剂量。以下各点考虑可能有所裨益。

达到稳态很重要。但是当底物或相互作用药物和（或）其代谢产物的半衰期较长，且不能使用可以迅速达到稳态的负荷剂量时，则需要使用特殊方法。这些方法包括选择同种序贯交叉或平行设计，而不选择随机交叉研究设计。

当相互作用药物为延迟效应，底物和（或）相互作用药物需要在稳态下进行研究就非常重要，例如代谢酶的诱导剂和某些抑制剂介导的相互作用，证明相关药物以及感兴趣的代谢产物已接近达到稳态是非常关键的。该证据可通过先于相互作用试验前连续几天的采样研究而获得。尤其当代谢物的半衰期比原形药物长的情况下，达到稳态对代谢物及其原形药物均非常重要。如果原形药物和代谢物均为代谢抑制剂或诱导剂，这一点则更为重要。

研究通常可为开放试验（非盲设计），除非药效学终点对相互作用评估具有决定性作用（如不良事件评价容易出现偏倚时）。

对于一种迅速可逆的抑制剂，在试验当天，相互作用药物先于底物给药或与底物同时给药都可能增加研究的敏感性。对于机制性抑制剂（代谢后才能使酶灭活的药物，如红霉素），在底物给药之前给予抑制剂能使作用最大化。如果相互作用药物（如抑制剂或诱导剂）的吸收会受其他因素（如胃液pH）影响，那么控制其他变量并通过检测血浆内相互作用药物的浓度以证实其吸收情况是恰当的。

当关注两个药物对另一个药物的相互作用时，可以在单个研究或两个独立研究中评价潜在的相互作用，可选择随机三周期交叉、平行分组和同种序贯交叉设计。

在体内研究中，不受控制地服用食品添加剂、果汁或其他可影响不同代谢酶和转运体的食物可能导致研究结果不一致，所以在研究期间应避免食用这些食物是很重要的。

例如研究方案可以使用以下声明："因以下原因可排除研究参加者：入选前两周内使用处方或非处方药物（包括中草药制剂）或酒精""研究开始前至少两周直至结束，志愿者将不允许食用或饮用任何含有酒精、葡萄柚或西柚汁、苹果或橙汁的食物或饮料，不得食用芥末科绿色蔬菜（如甘蓝、绿花椰菜、水田芥菜、绿色芥蓝菜、大头菜、抱子甘蓝、芥末）和炭烧烤肉"。

（二）研究人群

临床药物相互作用研究通常采用健康志愿者。在健康人群的发现应当能够预测服用该药的患者人群的结果。基于安全性的考虑，有时不能采用健康受试者进行试验。然而，在某些特定情况下，患者人群更具有优势，这包括考察在健康受试者中不存在的药效学终点的机会。鉴定代谢相关遗传学多态性的表型或基因型，通常在评价具有多态性酶系的影响时非常重要，特别是CYP2D6、CYP2C19 和 CYP2C9。药物相互作用（抑制或诱导）的程度可能不同，取决于特殊代谢酶的基因型。当受试者体内缺乏主要清除途径，比如未能显示出对药物的代谢，其他的途径就可能变得重要，此时应对其进行研究。

（三）底物和相互作用药物的选择

1. 试验药为 CYP 酶的抑制剂或诱导剂

早期的研究方法主要集中于一组已批准的药物（地高辛、氢氯噻嗪），关注可能发生的合并用药或相互作用导致的临床后果。随着对代谢相关的药物相互作用机制的进一步了解，可采用更通用的方法进行特定的药物相互作用研究，并获得更具普遍性的结论。在将试验药作为相互作用药物进行的研究中，体内研究最初的底物（已批准药物）选择取决于受相互作用影响的 P450 酶。在测试抑制作用时，一般应当选用某种与该酶系已知的特定抑制剂合并使用后，其药动学发生显著改变的底物，以评估试验药对底物的影响。底物举例：①咪达唑仑（CYP3A）；②茶碱（CYP1A2）；③瑞格列奈（CYP2C8）；④华法林（CYP2C9）（评价 S- 华法林）；⑤奥美拉唑（CYP2C19）；⑥地昔帕明（CYP2D6）。如果最初研究结果显示研究药物可抑制或诱导代谢，那么根据合并用药的可能性，使用其他底物（代表一系列底物）进行进一步的研究可能是有意义的。如果最初研究结果显示对最敏感底物的抑制作用呈阴性，那么可以推测敏感性较小的底物也应不受影响。

CYP3A 的抑制剂可根据合并用药后口服咪达唑仑或其他 CYP3A 底物在体内血浆中 AUC 的倍增变化进行分级。例如，如果试验药可使口服咪达唑仑或其他 CYP3A 底物的 AUC 增加 5 倍或更高（≥ 5 倍）时，可标记为CYP3A 强抑制剂。如果合用试验药（当以最高剂量及最短用药间隔给药时）可使口服咪达唑仑或其他敏感的 CYP3A 底物的 AUC 增加 2 ～ 5 倍（≥ 2 而 < 5 倍）时，可将其标记为中等强度 CYP3A 抑制剂。同样，如果试验药

（当以最高剂量及最短用药间隔给药时）可使口服咪达唑仑或其他敏感的 CYP3A 底物的 AUC 增加 1.25～2 倍（≥1.25 而＜2 倍）时，可将其标记为 CYP3A 弱抑制剂。当试验药被确定为 CYP3A 抑制剂时，适当情况下，可在产品说明书中介绍其与敏感的 CYP3A 底物或治疗范围较窄的 CYP3A 底物的相互作用。

当体外评价不能排除试验药为 CYP3A 诱导剂的可能性时，可用最敏感底物（如口服咪达唑仑）进行体内评价。当给予多剂量试验药后同时口服咪达唑仑（可能已作为体内抑制作用评价的一部分），而结果呈阴性，那么可以推断出该试验药并非 CYP3A 的诱导剂（除了其并非 CYP3A 抑制剂的结论以外）的结论。经常采用口服避孕药进行体内诱导评价，然而，由于其并非最敏感底物，故阴性数据也不能排除试验药是 CYP3A 诱导剂的可能性。

在一项研究中同时给予志愿者 CYP 酶底物混合物即"鸡尾酒（cocktail）方法"是评价药物潜在抑制或诱导作用的另一种方法，但是需要对研究进行适当设计，同时应具备以下要素：①底物对各 CYP 酶具有特异性；②这些底物之间无相互作用；③对足量受试者进行了研究。鸡尾酒研究所得的阴性结果可以免除对个别 CYP 酶进行进一步评价的需要。然而，如果最初研究仅对尿液中原形药物与代谢物比值的变化进行了评估，那么所得阳性结果则表明需要进行进一步体内评价，以定量检测暴露量变化（如 AUC、C_{max}）。鸡尾酒研究的结果可用作其他评估药物对 CYP 酶抑制或诱导作用的体外和体内研究的补充数据。

2. 试验药为 CYP 酶底物

考察试验药的代谢是否会被抑制或诱导（即作为底物）的试验中，相互作用药物应基于确定该药物代谢酶系的体外和体内研究结果来选择。相互作用药物可选用已知的、重要的代谢途径的抑制剂。例如，如果研究结果显示试验药经 CYP3A 代谢，而且该酶对试验药的总体消除的影响很重要（超过清除途径的 25%）或未知，抑制剂和诱导剂可以分别选用酮康唑和利福平，因为它们在有关作用的鉴别中最敏感。如果研究结果为阴性，则表明该代谢途径不存在具有临床重要性的药物相互作用。如果采用最强有力的特异性抑制剂/诱导剂进行临床试验，结果显示阳性，而申请人希望确定试验药物与其他较弱的特异性抑制剂/诱导剂之间是否存在相互作用，或者对剂量调整提出建议，一般需要进行进一步的临床研究。如果一个药物经 CYP3A 代谢，且 CYP3A 抑制剂可使其血浆 AUC 增加 5 倍或更高，可认为该药物为 CYP3A 的敏感底物，产品说明书中应标明其为"敏感的 CYP3A 底物"，根据药物的暴露量—反应关系，该药物与强效或中等强度的 CYP3A 抑制剂合用时需注意。如果一个药物是经 CYP3A 代谢，且其暴露量—反应关系表明合用 CYP3A 抑制剂引起的暴露量水平增加可能会导致严重的安全隐忧（如尖端扭转型室性心动过速），那么可认为该药物为"治疗范围较窄的 CYP3A 底物"。

如果某个口服药物为 CYP3A 的底物，且因被小肠 CYP3A 广泛代谢而导致口服生物利用度很低，则西柚汁会对其系统暴露量产生显著影响。根据药物的暴露量—反应关系，该药物和西柚汁合用应格外注意。

如果药物为 CYP3A 或 P-gp 的底物，并且与贯叶连翘合用时将降低其系统暴露量和有效性，需将贯叶连翘以及其他已知的诱导剂（如利福平、利福布丁、利福喷丁、地塞米松、苯妥英、卡马西平或苯巴比妥）一同列于产品说明书中，因为这些药物同样也可能会降低血浆药物浓度。

如果药物经具有多态性的酶（例如，CYP2D6、CYP2C9 或 CYP2C19）代谢，将慢代谢者与快代谢者的药动学参数进行比较，比较结果可代表该药和这些酶的强抑制剂的相互作用强度，可能无须再进行与强抑制剂的相互作用研究。当以上研究显示具有显著的相互作用时，可能有必要用弱抑制剂进行进一步研究。

在某些情况下，同时评价多种 CYP 抑制剂对药物代谢的影响非常有意义。例如，当同时符合以下条件时，可进行一种以上 CYP 抑制剂的相互作用研究：①该药物显示血药浓度相关的安全性问题；②该药物经多个 CYP 酶代谢清除；③剩余的或不被抑制的药物清除率的比例较低。在这种情况下，多种 CYP 选择性抑制剂对药物血浆 AUC 倍增变化的影响可能远远大于单个抑制剂给药的影响。不确定程度取决于剩余清除率分数（分数越小，抑制剂的影响越大）以及抑制途径的相对清除率分数。然而，如果单个抑制剂的研究结果引起安全担忧（如禁忌证），则无须进行多种抑制剂研究。其他考虑可能包括药物与多种抑制剂合用的可能性。在研究多种抑制剂对药物暴露量的影响之前，非常重要的一点是首先应确定各个 CYP 抑制剂单个给药的作用，并根据计算机模拟方法估计同时使用多种抑制剂的综合抑制效果。基于安全考虑，与多种抑制剂联合使用以评价系统暴露量倍增的研究，应当使用较低剂量的试验药。

对主要 CYP 酶以及 CYP 酶对摄取 / 外排药物的转运体同时产生抑制作用的影响与多种 CYP 抑制剂有同样的意义。例如，伊曲康唑和吉非贝齐合用时对瑞格列奈系统暴露量（AUC）的显著影响可能由于酶和转运蛋白的集合效应。

3. 试验药为 P- 糖蛋白（P-gp）的抑制剂或诱导剂

在测试试验药是否为 P-gp 抑制剂或诱导剂的试验中，选择地高辛或其他已知的 P-gp 底物是恰当的。

4. 试验药为 P- 糖蛋白底物

在测试试验药的转运是否会被抑制或诱导（作为 P-gp 的底物）的试验中，应对 P-gp 抑制剂（如利托纳韦、环孢菌素或维拉帕米）或诱导剂（如利福平）进行研究。当药物同时也是 CYP3A 底物时，需用兼为 P-gp 和 CYP3A 的强效抑制剂（如利托纳韦）进行抑制作用研究。

5. 试验药为其他转运体底物

在测试试验药的体内处置被抑制或诱导的可能性时（如非 P-gp 的底物，或除了为 P-gp 的底物外，还是其他转运体的底物），可适当使用某种多种转运体（如 P-gp、OATP）的抑制剂，如环孢菌素。新近有关转运体底物药物（非 P-gp 的底物，或除了为 P-gp 的底物外，还是其他转运体的底物）的相互作用研究还包括某些 HMG Co-A 还原酶抑制剂，如瑞舒伐他汀和普伐他汀。

（四）给药途径

代谢相关的药物相互作用研究中给药途径很重要。一般应选择计划用于临床的给药途径。当研究药物被开发成多种给药途径时，是否有必要针对所有给药途径进行代谢相关的药物相互作用研究，应当根据预期的相互作用机制以及相对应的原形药物和代谢物的浓度—时间曲线的类似性而决定。如果将来只销售口服剂型药物，那么一般情况下不需要进行与静脉注射制剂相互作用的研究；当然从口服药物和静脉注射药物研究所得的信息对于了解在药物相互作用的总体效应中，吸收和（或）系统前清除率对相互作用效应的相对贡献率的大小可能是很有用的。有时，某些给药途径可能会减少信息的有用性。例如，如果肠内 CYP3A 活性可以明显改变底物的生物利用度，那么底物的静脉给药就不可能显示出底物药物的相互作用。将已批准药物用作底物或相互作用药物时，给药途径取决于当前的上市制剂。

（五）剂量选择

对于底物（试验药或已批准药物）和相互作用药物（试验药或已批准药物）所进行的试验应当以最大的可能性发现相互作用。建议采用试验计划中或已批准的相互作用药物（作为抑制剂或诱导剂）的最大剂量和最短给药间隔。例如，当使用酮康唑作为 CYP3A 抑制剂时，选择以 400 mg/d 的剂量、给药数天，就比使用较低的剂量更好。当使用利福平作为诱导剂时，选择以 600 mg/d 的剂量、给药数天，就比使用较低的剂量更好。出于安全性的原因，在某些情况下，建议在研究中使用低于临床所用量的剂量。此种情况下，申请人应在方案和研究报告中对因使用较低剂量导致试验检测药物相互作用的灵敏度受限进行讨论。

（六）研究终点

药动学参数变化可用于评估药物相互作用在临床上的重要性。充分了解一般人群或特殊人群中预期的与非预期的药物效应中，剂量 / 浓度及浓度 / 效应之间的关系将有助于解释这些研究的结果。在某些情况下，除了药动学测定 / 参数以外，还可使用药效学终点，如 INR 测定（当研究华法林相互作用时）或 QT 间期测定。

1. 药动学终点

在每项研究中，应获得的底物药动学的指标和参数如下：①暴露量指标如 AUC、C_{max}、达到最大血药浓度的时间（T_{max}）和其他适宜的指标；②药动学参数如清除率、分布容积和半衰期。某些情况下，这些指标对于抑制剂或诱导剂也可能有用，特别是评估两个研究药物之间可能的相互作用的研究。其他的指标可能有助于药物在稳态时的研究（比如谷浓度），以证明用药方法在相互作用发生之前和期间足以达到接近稳态的水平。在某些情况下，对于剂量、血药浓度水平和效应之间相互关系的理解可能使得人们尤其关注某些药动学指标和（或）参数。例如，如果临床结果与达峰浓度密切相关（如肾上腺素受体激动药的心动过速作用），此时选择 C_{max} 或其他早期暴露量指标就是最恰当的。相反，如果临床结果与吸收程度的相关性更大，那么就应该首选 AUC。采样频率应该足以能够准确测定原形药物和代谢产物相关指标和（或）参数。对于底物（无论是试验药还是已批准药物），测定其重要活性代谢产物的药动学均很重要。

2. 药效学终点

通常情况下，测定药代动力学就足以进行药物相互作用研究，但药效学的测定有时也能提供额外的有用信息。当受关注底物的研究终点的药代动力学／药效学关系尚未建立时，或当药效学变化现象并非仅仅是因药动学相互作用所导致（如奎尼丁和三环抗抑郁药对 QT 间期的叠加作用）时，需要进行药效学测定。大多数情况下，当将已批准药物作为研究中的底物时，应该从其他数据中获知由于药物相互作用使底物暴露量（C_{max}、AUC）变化而造成其对药效学的影响。如果需要进行药代动力学／药效学研究，一般需要比经典药代研究规模更大的研究（如 QT 间期作用研究）。

（七）样本量和统计学考虑

药物相互作用研究的目的是为了测定在相互作用药物存在的情况下，底物暴露量是否会出现增加或降低。如影响存在，则需要通过对药代动力学／

药效学关系的理解，对 C_{max} 和 AUC 变化的意义进行评估。

药物相互作用研究结果应以在含有相互作用药物（S+I）、不含相互作用药物（只有 S）情况下观察到的药动学指标的几何平均数比值的 90% 置信区间进行报告。置信区间对观察到的 S+I 及单独 S 情况下系统暴露量指标比值的分布提供了一种估计，也是对这种相互作用强度的概率估计。相比之下，这些研究不适于进行显著性检验，这是由于较小的、持续出现的系统暴露量差异在统计学上可能具有显著意义（$p < 0.05$），但在临床上可能不相关。

当存在具有潜在重要的药物相互作用【如比较结果表明（S+I）时系统暴露量指标增大两倍（某些 NTR 药物会稍小）或更大】时，申请人应根据研究中试验药或已批准药物的剂量—效应和（或）药代动力学／药效学关系，对药物相互作用的临床意义提供特定的建议。对于一个新药来说，比较困难的问题是评价试验药作为底物的药物相互作用影响。对于试验药具有的抑制或诱导作用，可将研究的主要结果加入至其他药物的产品说明书中抑制剂或诱导剂的列表中。药物相互作用的信息将成为研究结果报告，以及作为试验药或已批准药物的药品说明书中剂量、给药方案调整、注意事项、警告或禁忌证有关建议内容的依据。

申请人可能希望在药品说明书上做一预计不会发生药物相互作用的特定声明。在这些情况下，申请人最好能对药物相互作用推荐特定的无效范围或临床等效性区间。无效范围表示在此区间内，系统暴露量的变化不具有临床意义。

定义无效范围的方法有两种。

方法 1：无效范围是依据人群（组）平均剂量和（或）浓度—效应关系、药代动力学／药效学模型和其他可获得的底物药物信息以确定因无临床意义的药物相互作用导致的差异程度。如果药物—药物相互作用研究的系统暴露量指标的 90% 置信区间完全落在无效区间内，申请人可以得出结论，认为不会发生有临床意义的药物相互作用。

方法 2：在没有方法 1 所定义的无效范围情况下，对于试验中使用的试验药和已批准药物，申请人可以采用无效范围的默认值，即 80% ～ 125%。

当系统暴露量比值的 90% 置信区间完全落在 80% ～ 125% 范围内时，通常可以认为未出现有临床意义的差异。然而，这是一个非常保守的标准，需要对足够的样本进行研究，以符合该标准。

对于一个特定的药物相互作用研究，受试者数量的选择将取决于以下因素：可检测或剔除其药物相互作用具有临床意义效应的最小值、个体间和个体内在药动学指标的差异以及尚未认识到的其他因素或来源的差异性。

参考文献

[1] 李俊. 临床药理学 [M]. 6 版. 北京：人民卫生出版社，2018.

[2] 国家药品监督管理局药物审批中心. 化学药物临床药代动力学研究技术指导原则. 2007.

[3] 国家药品监督管理局药物审批中心. 药物相互作用研究指导原则，2012.

[4] 国家药品监督管理局药物审批中心. 化学药物综述资料撰写的格式和内容的技术指导原则 - 药理毒理研究资料综述，2007.

[5] 国家药品监督管理局药物审批中心. 抗 HIV 药物药效学研究技术指导原则，2006.

[6] 国家药品监督管理局药物审批中心. 抗菌药物药代动力学药效学研究技术指导原则，2017.

[7] 国家药品监督管理局药物审批中心. 中药、天然药物药理毒理研究综述的格式和要求.

[8] 国家药品监督管理局药物审批中心. 新药 I 期临床试验申请技术指南，2018.

[9] 国家药品监督管理局药物审批中心. 药物 I 期临床试验管理指导原则（试行），2011.

[10] 国家药品监督管理局药物审批中心. 创新药（化学药）III 期临床试验药学研究信息指南，2018.

[11] 欧洲药品评审局. 抗菌剂开发中的药代动力学和药效学考虑事项，2000.

[12] 欧洲药品管理局. 药物在药代动力学评估中使用遗传药理学方法论的指南，2011.

[13] 美国 FDA. 动物模型 - 动物效应下考察药效的基本要素，2009.

[14] 美国 FDA. 人用处方药和生物制品说明书中临床药理学部分 - 考虑、内容和格式，2014.

[15] 美国 FDA. 药物和生物制品儿科研究的一般临床药理考量，2014.

[16] 美国 FDA. Ⅰ期临床试验用样品的生产质量管理规范，2008.

[17] 美国 FDA. Ⅱa 期临床试验结束后沟通交流会的有关要求，2008.

[18] 美国 FDA. 新药Ⅱ期和Ⅲ期临床试验药学申报资料的内容及格式要求，2003.

（魏金利　王　峰）

第二节 随机对照试验

一、随机对照试验概述

随机对照试验（Randomized Controlled Trial，RCT）是一种常用的临床研究设计，是在目标人群中进行的前瞻性研究，用于测试医学干预措施（如药物治疗）的效果，是最严谨的研究设计，目前公认的治疗性/干预性临床研究方法的金标准，是目前在人群中验证医学干预措施效果存在与否及其大小的最严谨、最可靠的科学方法。随机对照试验用于临床医学研究已有50多年的历史，近年来被普遍应用于药物临床研发中。

随机对照设计是采用随机分配的方法，将符合要求的研究对象分别分配到试验组和对照组，然后给予相应的医学干预措施，在一致的条件下或环境里，同步地进行研究和观察医学干预措施的效应，并用客观的效应指标，对试验结果进行测量和评价。这种设计可以减少选择患者时的偏差，以及试验因素之外的其他因素对试验结果的影响。在临床研究中，通常用RCT来提供治疗和预防的证据，而对病因学的研究等通常用观察性研究（详见第三章第三节）。基于伦理的考量，RCT通常只能用来检验对健康有益的因素或措施（如可能有益的治疗、预防措施）对人体的作用。

随机对照试验区别于其他研究方法，在于它特有的控制偏差的措施，RCT需要遵循四大原则，对照原则、随机化原则、盲法和重复原则。对照原则是指在试验中设立对照组，其目的是通过与对照组效应对比鉴别出试验组的效应大小。随机化原则是指每个受试对象有相同的概率或机会被分配到不同的处理组，随机化方法分为简单随机化、区组随机化、分层随机化和动态随机化。盲法是为了有效地避免研究者或受试者的测量性偏倚和主观偏见，主要分为非盲、单盲、双盲及三盲。重复原则是指在相同试验条件下重复进行多次观察，表现为样本量的大小和重复次数的多少，为了保证研究结论的可靠性，在设计阶段需要估算所需的最少试验单位数，即样本量。

二、 随机性对照研究类型

(一)实效性随机对照试验

1967 年法国两位统计学家 Schwartz 和 Lellouch 最早提出实效性随机对照试验(pragmatic Randomized Controlled Trial,pRCT)的概念。他们明确指出:治疗性试验的研究目的为在不同治疗方法中做出选择(实效性试验),或验证某种干预措施效力/效能,或验证某种生物学机制(解释性试验)。然而,在 RCT 的实际设计过程中,实效性和解释性并不是截然分离的,许多 RCT 通常兼有两种设计的部分属性,成为在实效性随机对照研究和解释性随机对照研究(explanatory Randomized Controlled Trial,eRCT)的中间状态。

实效性随机对照试验,又称为实用性随机对照试验,是在真实或接近临床医疗环境下,采用随机、对照的方式,比较不同干预措施的治疗结果(包括实际效果、比较效果、安全性、成本效益等)的研究,用于衡量某治疗方法在常规临床实践中的疗效。pRCT 是真实世界研究中的重要设计,以告知决策者某一生物医学干预或行为健康干预在个体或群体水平的获益、负担和风险为主要目的 RCT,其实质是一种试(实)验性研究。融合了随机化和真实世界数据优势的 pRCT 因较好地控制了混杂和偏倚而为因果关系推断提供了有效方法,其研究结果可为药品、医疗器械等干预措施在常规临床实践中的实际效果或比较效果评价,为临床或卫生决策提供最佳的真实世界证据。

pRCT 的理论假设和试验设计均基于日常临床实践,研究中干预方案的低标准化是 pRCT 的重要特征之一,即研究在实际临床情况或常规临床实践下进行,并尽可能减少对常规治疗的干预,所设置的结局指标也侧重于分析真实世界里的实际效果;pRCT 的对照组很少选用安慰剂,通常选用常规或目前公认最佳的临床治疗方法。pRCT 的其他特征还包括:研究对象的入组标准宽松、干预措施及对照措施实施者的熟练程度贴近临床实际、不刻意制订维持及测量研究对象和实施者依从性的相关策略,不刻意制订维持及测量研究实施者依从性的相关策略及采用意向性分析原则评估主要结局指标等。温泽淮等专家在《实效性随机对照试验的技术规范》中总结了 pRCT 设计和实施的各环节关键因素，如表 3-1 所示。

表 3-1　pRCT 的关键因素

研究环节	关键因素	说明
研究设计	研究目的	pRCT 的主要研究目的在于评价干预措施的效果或 / 和卫生经济学，设计此类研究时应清晰了解其目的。
	研究场所与环境	pRCT 实施场所和环境应适合于干预措施和对照疗法 / 措施的使用，可根据实际情况选取合适的研究场所和环境。
	患者	基于研究结论外推性考虑，患者的特征、招募条件尽量与干预措施的应用环境相吻合。患者给予处理（干预和对照措施）有时以群组方式进行。
	干预措施与对照	干预措施应已获得效力的证据，在此基础上再进行 pRCT，一般选择常规治疗、标准治疗或公认有效的治疗措施为对照，且应切合实际应用环境。
	结局指标	强调以患者为导向的临床结局，通常测量干预的远期疗效、功能变化、生存质量、卫生经济学指标以及远期终点事件等，且在真实世界环境中应该容易获取和评测。
	样本量估算	个体实效性随机对照试验（individual pRCT，ipRCT）的样本量估算原则与解释性试验无异，而群组随机对照试验（cluster RCT，cRCT）和阶梯楔形随机对照试验（stepped wedge RCT，swRCT）的样本量估算则建议以个体 pRCT 为基础，先计算其总样本量，再以不同研究类型的设计效应进行调整。
研究实施	研究者的招募	与 ipRCT 不同的是，cRCT 和 swRCT 因以群组为干预单位，通常需招募研究者（医生）以整个诊所为单位参加试验。
	患者招募、筛选及入组	ipRCT 是以个体患者为单位招募入组；cRCT、swRCT 是以群组方式招募患者入组，一般随其所在的诊所、医院或居民小组 / 区而被纳入招募和进行筛选，合格并经知情同意后入组。
	研究对象分配	在 ipRCT 中，研究对象以个体为单位进行随机分组和接受干预处理；在 cRCT 和 swRCT 中，研究对象以群组方式进行随机分组和接受干预处理。

研究环节	关键因素	说明
研究实施	研究随访	随访时间较长，在设计上应使随访的数据尽量简单、明了和易于获取，试验中应制订患者管理计划。
	数据管理	数据管理小组或相关组织、研究者、监察员及其他相关人员职责明确，以保证数据质量管理体系有效实施和正常运行。
	质量控制	包括研究培训、组织实施及病例报告表等试验文件的编制、测试、调整、确认及组织机构和配备资源、试验的稽查、监查、不良事件报告监报、数据问题纠正和偏倚预防措施制订等。
数据分析	ITT 分析	意向性治疗（ITT）分析是基本原则，使用全分析集（FAS）作为主要分析集。对于 ipRCT，分析原则、内容及方法与解释性试验类似。
	cRCT	结果比较时可采用固定效应模型估计组内相关系数、群组效应和时间效应等，应考虑群组、个体水平和组间特征的影响。
	swRCT	多数试验采用群组随机效应模型进行分析，调整时间效应的影响，并将横向和竖向比较的信息纳入到干预效果分析中。
伦理学考虑	原则	遵循赫尔辛基宣言，仅在伦理审查、知情同意的方式上与解释性试验有所不同。
	方式和内容	ipRCT 仅需征求个体研究对象的知情同意；cRCT 和 swRCT 应基于群组的团体权益考虑，试验应制订群组咨询计划，向研究人群利益相关方充分告知研究的风险与预期受益，征求团体意见，群组的咨询计划及知情同意方式可能不尽相同。
	隐私信息保护	当试验涉及通过各类信息系统收集患者个人身份、联系方式、疾病诊断、治疗、结局评价等个人隐私相关信息时，需在研究方案说明，应该采取确切措施保护个体隐私。

（二）解释性随机对照试验

1998 年，Roland 和 Torgerson 指出，解释性随机对照试验的目的通常是评价某种干预措施在理想的、严格控制环境下的效力。eRCT 无疑是探讨干预"绝对"有效性及其作用机制的最佳设计，它通过控制混杂因素和偏倚，评估干预措施效果的最佳方式。常见的 eRCT 实例包括新药和新器械的临床试验等。四川大学华西医院中国循证医学中心 CREAT 团队在《实效性随机

对照试验：真实世界研究的重要设计》一文中对 eRCT 与 pRCT 进行了详细
对比（表 3-2）。

表 3-2　pRCT 与 eRCT 对比

	pRCT（疗效试验）	eRCT（效力试验）
研究目的	干预措施在真实世界环境下的结果	干预措施在理想环境下是否有效
用途	常用于药物和器械上市后实际效果和安全性评价、非药物复杂干预的临床评价，为医疗卫生决策提供依据	常用于药物和器械上市前管理决策（CFDA）
研究环境	可在不同等级的医疗机构开展研究	一般在高等级医疗机构开展，医疗技术使用较统一
研究对象	真实世界患者（异质性相对较大、限制相对少）	同质患者（相对高度选择）
样本量	样本量通常较大	样本量相对较小
干预措施	相对灵活可变（可调整方案），更符合日常医疗实际	规定相对严格（固定方案）
对照	一般为阳性对照，往往选用常规或公认最佳的治疗方案	主要为安慰剂对照，以确定干预措施的"绝对"有效性和安全性
结局变量	通常选择具有重要临床意义的远期结局，如心血管事件、再次入院等	一般使用替代指标或临床中间指标，如血压、糖化血红蛋白等
随访时间	随访时间较长	随访时间较短
研究结果真实性	外部真实性较好	内部真实性较好

　　然而现实中几乎不存在纯粹的 eRCT 或纯粹的 pRCT，很多时候，eRCT
也会融入 pRCT 的特征；相反，pRCT 可能考虑一些严格的设定（如加强随访、
控制干预的变异），任何临床试验都介于这两者间，即兼顾两种设计的部分
属性，只是因研究目的的不同，各试验偏向解释性或实效性设计的程度有所
差异。

　　为了帮助研究者、临床医生和决策者能更好地区分这两种试验类型，

2005 年 8 月，由 25 个国际随机对照试验的研究者和方法学专家组成团队，提出了 PRECIS（Pragmatic-Explanatory Continuum Indicator Summary）模型（图 3-4），通过综合考虑解释性和实效性两方面的内容，了解某项 RCT 的实效或解释程度，明确研究设计的方向。经过多年的使用，PRECIS 模型显示出一些不足，如工具的效度和评分间信度不清晰，缺乏评分系统，轮状模型有些维度冗余等。2015 年，在 80 多个国际临床研究者、临床医生和政策制定者的帮助下，PRECIS 得到很大发展，PRECIS-2 工具逐渐形成（图 3-5）。

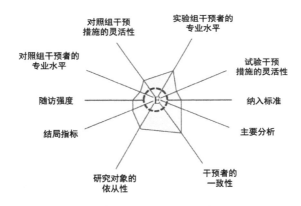

图 3-4　初始 PRECIS 的轮状模型示意

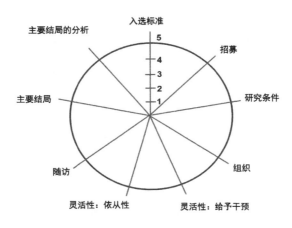

图 3-5　PRECIS-2 轮状模型示意

PRECIS-2 工具包含 9 个维度的评估，按 1～5 分对每个维度进行评分，各维度得分越低则解释性越强，得分越高则实用性越强，即：①解释性非常强；②解释性很强；③解释性一般；④实用性很强；⑤实用性非常强。PRECIS-2 的每个维度都是为了帮助试验设计者思考研究设计的目的与预期效果一致性，以确定研究结果的适用性。另外，设计者为 PRECIS-2 制订了 4 个实施步骤，在 www.precis-2.org 中提供了具体实践操作指南。PRECIS-2 工具的发展使 RCT 设计和干预适用性更加明确，在临床试验研究中具有广泛应用前景。

（三）单病例随机对照试验

单病例随机对照试验（N-of-1 Tricl）是 1986 年加拿大 Gordon Guyatt 教授团队正式提出并定义的，它是对单个患者进行交叉治疗的一种随机对照试验设计类型，应用随机对照试验的原理对单一病例进行一系列交替试验，主要针对具有某个或某些临床特征的病例，应用最少的样本量，可以在短时间内做出治疗决策（图 3-6）。单病例随机对照试验目前被认为是能够以最科学的试验方法、切实地为每个患者谋取最大化利益的一种临床试验研究方法。它的随机原则是每个周期中，随机决定试验期和对照期的先后，对照是自身对照，需要在试验中对患者使用盲法。适用于研究个体差异性较大的疾病，如慢性身心综合疾病、罕见病等。但因病情变化不可控，其试验期和对照期基线不一致，也存在不能类推到其他患者、洗脱期等局限，应用需要符合一系列标准，包括：慢性疾病，治疗药物起效快，患者能长期坚持服用，每个病例的研究方案由研究者判断，依从性好，干预和对照过程至少 3 轮直到患者或医生认为某种药有确切的效果。

2012 年，Richard 教授等专家合作编著了《Design and Implementation of N-of-1 Trials：A User's Guide》（《单病例随机对照试验使用指南》）一书，系统介绍了 N-of-1 Trial 的概念原理、发展优势和使用局限、伦理道德审查部分、试验经济成本分析、试验统计分析模型、试验中可能利用的信息技术研发使用和培训管理等方面的内容，标志着单病例随机对照试验已经发展到一个较为成熟的阶段。2015 年，规范 N-of-1 trial 报告的 CONSORT 扩展声明在国际顶级杂志 *BMJ* 和美国《临床流行病学》（*Journal of Clinical Epidemiology*）同时发布。精准医学时代下单病例试验在为临床实践提供有效信息方面仍有非常大的潜力。

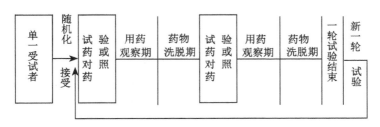

图 3-6 单病例随机对照试验示意

（四）阶梯楔形群集随机对照试验

Cook 和 Campbell 在 1979 提出阶梯楔形群集随机对照试验（Stepped Wedge Cluster RCT，SW-CRCT），首次在冈比亚肝炎研究中使用。该设计通常用于无法同时安排所有群组分为接受干预或对照的试验，主要适用于现场试验、社区试验或整群随机试验，常用于评价医疗卫生服务、卫生政策性的干预。在阶梯楔形试验中，群组在不同的开始时间（阶梯式的）被随机分配接受干预，采取各个群组"实验式分阶段引入（experimentally staged introduction）"的方法，最终所有群组均会接受干预。这类试验通常以一个基线数据采集的阶段开始，随机抽取一个或多个群组从对照转到试验干预，此时其余群组仍保留在对照，再逐阶段随机安排剩余各个群组从对照转到试验干预，直至最后所有群组接受试验干预。

三、 临床随机对照试验的设计原理和方法

（一）对照

对照是指在试验设计中，想要比较处理或治疗的优劣，这种比较至少在两个事物之间进行，若在两个组之间进行，在统计学上通常称试验组和对照

组。对照是准确评估治疗作用大小的基础。为了确定治疗特异作用的存在和大小，只有通过设立专门的对照方法，使组间非特异作用（如疾病自然转归的作用，非特异性安慰剂作用，其他治疗措施等非处理因素，均值回归作用等）大小相当，相互抵消，那么组间临床结局之差才能真实反映治疗特异作用的大小。

没有一种对照类型能通用于各种不同的临床试验，同一临床试验可以采用一个或多个类型的对照组形式。对照组和试验组的设置取决于具体的研究目的，临床试验中的对照组设置通常有下列六大类型。

1. 空白对照

空白对照是指对照组不给予任何处理，通常用于非盲试验，空白对照容易引起试验组和对照组受试者对象的心理差异，影响试验结果的可靠性。主要适用于处理手段特殊或不良反应特殊的试验，其余情况一般不使用空白对照。若采用空白对照，尽可能让试验终点评价和相关分析人员处于"盲态"。

2. 安慰剂对照

安慰剂对照常用于双盲试验，是使用一种虚拟药物，其外观尽可能与试验药物保持一致，但不含试验药物的有效成分。安慰剂对照可以克服由于心理因素等非药物因素所造成的偏倚，消除疾病自然进展的影响，控制"安慰剂效应"对试验药物效应评价的影响。安慰剂对照常使患者感觉到病情并未改善，容易中途退出试验，造成病例脱落。

设置安慰剂对照需要注意的问题：使用安慰剂对照不会延误病情和治疗，所研究的适应证尚无有效治疗手段，否则可能存在医学伦理学问题，需持慎重态度。

设置安慰剂对照并不意味着对照组没有任何处理，可以在每个受试者都给予一种标准基础治疗的基础上，试验组再给予试验药物，对照组再给予安慰剂。

3. 标准对照

标准对照是指对照组采用现有标准或常规方法，或不专门设立对照组，而以标准值或参考值作为对照。

仅用现有标准值或参考值，或以往的研究结果作为对照，又称为历史对照，这种对照仅用于当其他条件完全相同时，考核时间因素带来的变化，否则不提倡使用。

使用现有已知的标准有效治疗作为标准治疗，又称为阳性对照。所选阳性对照药需是已广泛应用的、对相应适应证的疗效和用量已被证实，使用它可以有把握地期望在目前试验中表现出相似的效果；阳性对照药原有的用法与用量不得任意改动。选择阳性对照要考虑阳性对照的有效性，即既有证据和效应的稳定性。阳性对照试验多是随机双盲的。常用于研究某种新的治疗是否能替代传统治疗。

4．相互对照

相互对照指各试验组之间互为对照。例如，剂量—反应对照即是一种常用的相互对照，将药物设计成几个剂量组，受试者被随机分入一个剂量组中，用于研究剂量与疗效、不良反应的关系，确定用药剂量范围等。剂量反应对照可以包括安慰剂对照即零剂量，也可包括阳性对照的一个或多个剂量组。

5．自身对照

自身对照指对照与试验干预在同一受试对象身上进行。可以是同一受试对象处理前后，也可以是同一受试对象同期接受不同处理。为了使对照和试验组均衡可比，可按随机原则分配受试对象和安排处理顺序，也可以借助交叉设计等特殊的自身对照设计来实现。

6．实验对照

当处理因素的施加需伴随其他必须的处理，而这种处理可能会影响试验结果时，应设立实验对照，即对照组不施加处理因素，但施加某些伴随的必须处理，采用了相同的基础处理，这样两组除了处理因素的水平不同，其他的各个方面具有可比性，以保证组间的均衡性。

（二）随机化

影响转归的因素在组间可比是准确估计和比较干预效果大小的前提。随机分组是在人群研究中获得组间可比性最可靠的方法，是随机对照试验重要的科学基础之一。随机分组意味着所有的受试者具有相同的（或一定的）概率被分配到试验组或对照组，分组不受研究者和（或）受试者主观意愿的影响。随机化的目的是使各种影响因素（包括已知和未知的因素）在处理组间的分布趋于相似。随机化与盲法相结合，可有效避免处理分组的可预测性，控制对受试者分组的选择偏倚。

随机化设计要保证参加试验的患者对所研究疾病的代表性，以使结论能推广到这类患者的全体。随机化的时间应尽量接近给予处理的时间，同样，在具有导入期的试验中，患者应当在导入期后进行随机化。

采用的随机方法主要为固定或动态随机化方法，固定随机化方法是按照事先确定的概率给受试者分配干预或处理，常见的有简单随机化、区组随机化和分层随机化。与之对应的即为动态随机化，主要运用于一些样本量不可能很大但又不能不考虑基线的预后因素对治疗效果影响的临床试验。

常用的随机化方法如下。

1. 完全随机化

完全随机化又称简单随机化，是以事先设定的恒定的分组概率将受试者分配到各处理组，这个概率在整个临床试验中不变，在随机化过程中不加任何干预。理论上，当样本含量足够大时，采用完全随机分组可以使各处理组的例数达到均衡，同时也提高一些已知的或未知的协变量或影响因素在各处理组间的均衡性。

2. 区组随机化

先把受试对象划分为相同或不同的若干区组，同一区组内受试者的性质相同或接近，然后对每个区组内的受试对象进行随机分配。这是在临床试验中最常使用的随机分配方法。区组的大小要适当，太大易造成组间不均衡，太小则易造成同一区组内受试者分组的可猜测性。各区组长度不同时也称可变区组随机化。

3. 分层随机化

根据受试对象进入试验时按某些重要的混杂因素分层，然后在每一层内将受试者对象随机分配至不同处理组，以保持层内的组间均衡性。当仅有一个分层因素时，可采用固定模式的随机化，即分层因素的各水平的受试者数是按照事先设定好的比例进行随机化入组的。当考虑多个分层因素时，由于事先无法确定各水平组合上的受试者比例，可采用"动态随机"来实现分层随机化。不建议设计过多的分层因素，因为过多的分层因素可能造成其他因素在处理组间的不均衡，同时导致试验操作难度增大，分层因素一般不宜超过 2～3 个。在多中心研究中，也可把中心作为一个分层因素。

4. 动态随机化

在临床试验过程中受试对象随机分组的概率根据一定的条件而变化的方法，它能有效地保证各处理组间例数和某些重要的影响因素在组间的分布接近一致。协变量—动态随机分组可根据受试者的分层因素，动态调整其入组概率，从而更加有效地保证这些重要的非处理因素在组间的均衡性，还有如偏性掷币法、瓮法、最小化法及反应变量—动态随机分组等。

（三）盲法

盲法是按照试验方案的规定，达到临床试验中的各方人员对随机化处理分组的不知晓性，从而避免他们对试验结果的人为干扰，是控制临床试验过程中和解释结果时产生偏倚的有力措施之一。临床试验的设盲程度，应综合考虑药物的应用领域、评价指标和可行性。盲态的执行（随机化分配表的产生、保存以及释放）应该有标准操作程序（SOP）进行规范，且明确规定破盲人员的范围。

1. 三盲

三盲指受试者、研究者和资料分析者都不知道参与研究的受试者分配在哪个组和接受哪种干预措施，全部采用编号密封，可避免双盲法在资料分析时的误差，但操作比较复杂，执行过程中有一定困难。

2. 双盲

受试者、研究者（对受试者进行筛选的人员、终点评价人员以及对方案依从性评价人员）与临床有关的申办方人员对处理分组均应处于盲态。双盲常用于观察指标是一个受主观因素影响较大的变量试验，例如神经病学研究中的各种量表、疼痛等指标，以及以安慰剂为对照的临床试验；在临床试验中，双盲试验是首选，但不是所有试验都可以采用双盲设计，要考虑伦理、可操作性、偏倚等因素。

3．单盲

受试者或研究者一方处于盲态。若采用双盲试验实施起来有相当的困难或根本不可行时（例如手术治疗与药物治疗的对比研究；不同药物在剂型、外观或用法上存在很大的差异；因中药组方不同导致气味上的差异等）可采用单盲试验。

4．非盲

开放性试验，所有人员都可能知道处理分组信息。虽然开放试验不设盲，但临床试验过程也应尽量采用盲法操作。如一些以"死亡"为主要评价指标的临床试验中（抗肿瘤药物），可以接受开放性研究。

（四）常见的设计类型

1．平行组设计

平行组设计是最常用的临床试验设计类型，是指将受试者随机地分配到试验的各组，各组同时进行试验，每组接受一种治疗方案。平行组设计可设置一个或多个对照组，试验药也可设置多个剂量组。对照组可分为阳性或阴性对照。阳性对照一般采用按所选适应证的当前公认的有效药物，阴性对照一般采用安慰剂，但必须符合伦理学要求。剂量组的设置完全取决于试验的目的。

2．交叉设计

交叉设计是一种特殊的自身对照设计，是将自身比较和组间比较综合应用的一种设计方法，它可以控制个体间的差异，同时减少受试者人数。按事先设计好的试验次序，在各个时期对受试者逐一实施各种处理，以比较各处理间的差异。交叉设计多用于评价可缓解症状但无根治作用药物的疗效，或生物等效性研究等。

每个试验阶段的用药对后一阶段的延滞作用称为延滞效应。采用交叉设计时应避免延滞效应，资料分析时需检测是否有延滞效应存在。因此，交叉设计必须安排洗脱阶段，以消除其延滞效应。由于每个受试者接受了所有处理组的治疗，提供了多个处理的效应，因此交叉试验中应尽量避免受试者的失访。

3. 析因设计

析因设计是通过试验用药物剂量的不同组合，对两个或多个试验用药物同时进行评价，可检验每个试验用药物各剂量间的差异，或探索两种药物不同剂量的适当组合，分析联合用药是否优于单独用药（不考虑交互作用），还可以检验各试验用药物间是否存在交互作用，这种作用是协同还是拮抗。

4. 适应性设计

适应性设计是与传统设计对应的一系列统计设计方法，是指事先在方案中计划的在临床试验进行过程中利用累积到的数据，在不影响试验的完整性和合理性的前提下，对试验的一个或多个方面进行修改的一种设计。在很多情况下，适应性设计可以增加检验到真实药效的机会。可以在更小的样本量或者更短的时间下得到相同的检验效能，也更具有伦理学优势，在药物临床试验中，对其研究和应用越来越广泛。

美国食品药品监督管理局（FDA）于2018年9月发布了《药物和生物制品临床试验适应性设计》的指导原则草案，该指导原则讨论了适应性设计的范围、动机、原则、类型、注意事项等几个方面。2019年6月，国家药品监督管理局药品审评中心也专门对其进行了介绍。

适应性设计有多种可能，包括：①试验组和对照组入组分配方式的改变，如由固定区组分配变更为动态随机入组分配；②入组人数的改变，如样本量的重新计算；③试验终止条件的改变，如根据期中分析结果提示有效或无效性而提前终止试验；④其他设计方法（如临床终点，统计方法）的改变。目前应用的适应性设计中，成组序贯试验和盲态下样本量的重新计算被认为是在理论和实践中比较广泛被接受的。

选择使用适应性设计之前，要注意应满足关键的4个原则：①控制I类错误率；②估计处理效应时要减少偏倚，且应在计划中提前写明方法；③对适应性设计的细节应在试验开始前提前计划并写于方案中，包括期中分析的时间和次数、适应性设计的类型、所使用的统计推断方法和算法；④保持试验的完整性，即防止期中分析的结果被泄露导致影响研究者的后续操作以及受试者的入组。

富集设计是适应性设计的一种，是指当期中分析提示某一亚组人群的疗效优于另一亚组人群的疗效时而调整入组标准，对尚未入组的病例规定只入组疗效好的某一亚组人群的设计。富集设计能够减少研究人群的异质性，从而提高研究的效率。该设计通常根据研究对象与疾病或者预后相关的某些特征把目标人群分为亚组，根据患者特征进行分组的方法必须经过验证。在肿瘤领域中，富集设计应用的越来越广泛。

（五）比较类型

临床试验中比较的类型，按统计学中的假设检验可分为优效性检验、等效性检验和非劣效性检验。

1. 优效性检验

优效性检验的目的是显示试验药的治疗效果优于对照药，包括：试验药是否优于安慰剂、试验药是否优于阳性对照药，或剂量间效应的比较。

优效性试验的无效假设 H0 为试验药总体疗效小于或等于对照药的总体疗效，而备择假设 H1 为试验药总体疗效比对照药好。拒绝了 H0 即可得出试验药比对照药优效的结论。优效性检验是双侧的。若采用置信区间法，计算两者差值的双侧置信区间，若置信区间的下限大于 0，则可得出优效性的结论。若优效界值为 δ，而置信区间的下限大于 δ，则可认为试验药强优效于对照药（图 3-7）。

2. 等效性检验

等效性检验的目的是确证两种或多种治疗的效果差别大小在临床上并无重要意义，即试验药与阳性对照药在疗效上相当。

进行等效性检验时，需预先确定一个等效界值 δ（上限和下限），这个界值应不超过临床上能接受的最大差别范围，并且应当小于阳性对照药对安慰剂的优效性试验所观察到的差异。等效性检验统计推断一般采用置信区间法，计算两者差值的双侧置信区间，若置信区间的上下限完全在（-δ，δ）范围内，则可得出等效性的结论（图3-7）。从技术层面讲，等效性检验双侧置信区间等同于两个同时进行的单侧假设检验，如果两个原假设均被拒绝，即前者推论试验组不比标准对照组差，后者推论试验组不比标准对照组好，即可以推断两组具有等效性。

3. 非劣效性检验

非劣效性检验目的是确证试验药的疗效如果在临床上低于阳性对照药，但其差异也是在临床可接受范围内。

进行非劣效性检验时，需预先确定一个非劣效界值 δ（下限），是一个有临床意义的值，这个界值应不超过临床上能接受的最大差别范围，并且应当小于阳性对照药对安慰剂的优效性试验所观察到的差异。非劣效界值确定一般采用两步法，第一步是阳性对照扣去了安慰剂效应的绝对疗效的保守估计，一般借助 Meta 分析法并考虑历史试验间的变异后确定；第二步是非劣效界值，其确定要结合临床具体情况，考虑保留阳性对照疗效的适当比例，最后由统计专家和临床医学专家共同确定。非劣效检验是单侧检验，一般采用置信区间法，若置信区间的下限CL > -δ，则可得出非劣效的结论（图3-7）。

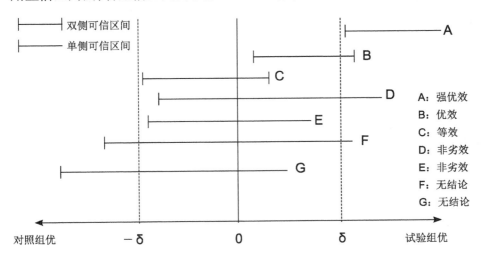

图3-7　三种检验与效应差值置信区间的关系

（六）样本量估算

样本量估算是临床试验的关键环节之一。临床试验中所需的样本量应具有足够大的统计学检验把握度，以确保对所提出的问题给予一个可靠的回答，同时也应综合考虑监管部门对样本量的最低要求。样本的大小通常以试验的主要疗效指标来确定。

样本量估算的四个要素：

1. 检验水准

假设检验的 I 类错误率 α ，α 越小所需样本量越大。针对验证性试验，一般设定为双侧 0.05，在非劣效检验等单侧检验中，I 类错误概率一般设定为 0.025。

2. 检验效能

假设检验的检验效能 $1-\beta$ ，$1-\beta$ 越大（或 II 类错误率 β 越小），所需样本量越大。针对验证性试验，一般要求检验效能最好大于或等于 0.80。

3. 容许误差

容许误差是指研究者要求的或客观实际存在的样本统计量与总体参数间或样本统计量的差值。容许误差既可以用绝对误差，也可以用相对误差，容许误差值越小，所需样本量越大。若无法获得容许误差的信息，可通过查阅文献或预试验来估计。

4. 总体相关信息

总体平均数、标准差或总体率、处理组间的差值等，这些参数一般未知，可通过查阅文献或预实验，选择临床上认为有意义的差值来估计。

样本量的估算方法有很多，实际可根据资料类型、设计类型等选择合格的样本含量估算方法，并通过 PASS、nQuery 等样本量计算专用软件进行估算。

（七）分析数据集

意向性治疗（Intention To Treat，ITT）原则指所有经过随机化分组的患者，应按照所分配到的处理组进行随访、评价和分析，无论是否依从计划的治疗过程。在 ITT 原则下，受试者按照随机分配组而不是实际接受的处理组进行分析。因为这样维持了随机化的结果，符合随机的原则，这种保持初始的随机化的做法对于防止偏性是有益的。

1. 全分析集（Full Analysis，FAS）

在随机对照试验中，根据 ITT 原则，包括所有经随机化分组的受试者。全分析集是指尽可能接近按意向性分析原则的理想的受试者集，该数据集是由所有随机化的受试者中以最小的和合理的方法剔除后得到的。从全分析集中剔除已经随机化的受试者的原因通常包括：违反重要入组标准；受试者未接受试验药物治疗；无任何随机化后的观测值。

2. 符合方案集（PPS）

符合方案集亦称为"合格病例"或"可评价病例"样本，是全分析集的子集，这些受试者对方案具有较好的依从性。纳入符合方案集的受试者一般具有以下特征：完成事先设定的试验药物的最小暴露量；方案中应规定受试者服用药物的依从性达到多少为治疗的最小量；主要指标试验前后均可以获得；未对试验方案有重大的违背。

3. 安全性集（SS）

用于安全性评价的数据集，是指所有随机化后至少接受一次治疗，并且有治疗后安全评价的受试者集。

对于确证性试验，宜同时采用全分析集和符合方案集进行统计分析。当两种数据集的分析结论一致时，可以增强试验结果的可信性。当不一致时，应对其差异进行讨论和解释。如果符合方案集中被排除的受试者比例太大，则将影响整个试验的有效性。

全分析集和符合方案集在优效性试验和等效性或非劣效性试验中所起的作用不同。一般来说，在优效性试验中，应采用全分析集作为主要分析集，因为它包含了依从性差的受试者而可能低估了疗效，基于全分析集的分析结果是保守的。符合方案集显示试验药物按规定方案使用的效果，但与上市后的疗效比较，可能高估疗效。在等效性或非劣效性试验中，用全分析集所分析的结果并不一定保守，在统计分析时，可以用符合方案集和全分析集作为分析人群，两个分析集所得出的结论通常应一致，否则应分析并合理解释导致不一致结果的原因。

严格的设计应参照随机对照试验报告规范条目（CONSORT）声明。

四、常用的 RCT 质量评价工具

常用的 RCT 质量评价工具有很多，在针对 RCT 的质量评价中优选 Cochrane 风险偏倚评估工具，在针对物理疗法的 RCT 中还可选择 PEDro 量表，在评价原始研究质量时则选择 CASP 清单更合适，各种工具各具优势。

1. Cochrane 风险偏倚评估工具

研究质量评价和偏倚风险评价被认为是等同的，但 Cochrane 系统评价手册认为"研究质量"和"研究偏倚"是有区别的，"偏倚"能更真实地反映研究存在的缺陷，该工具主要从 6 个领域对偏倚风险进行评价，对每条指标采用"低度偏倚""不清楚""高度偏倚"进行判定。

2. PEDro 量表

PEDro 量表是 CEBP 基于 Delphi 清单制作的 RCT 评价量表，1999 年修订版，包括 11 条，每个条目为 1 分，如受试者的纳入条件有具体说明；受试者被随机分配到各组；分配方式是隐藏的。就最重要的预后指标而言，各组基线相似；对受试者设盲；对治疗师设盲；对结果评定者设盲。在最初分配的各组受试者中，85% 以上的人进行至少一项主要结果的测量等。

3. Delphi 清单

由马斯特里赫特大学 Verhagen 于 1998 年依据 Maastricht 和 Chalmers 量表，遵循 Delphi 法制作的，用以评价 RCT 质量，共 8 个条目，均采用"是""否"及"不知道"进行判定。

4. CASP 清单

CASP 于 1993 年在英国牛津大学成立，制订了用于评价 RCT 的清单，其中包括 11 个条目。适用于评价原始研究质量。

5. Jadad 量表

由 Jadad 等于 1996 年发布，最初目的是为了评价疼痛治疗的 RCT 治疗，从随机方案及其隐匿、盲法、退出与失访病例的原因及例数这 3 个方面进行评价。

6. Chalmers 量表

于 1981 年首次运用，实际应用较少。

7. CONSORT 声明

由报告 RCT 必备的基本项目清单和描述整个试验过程中受试者流程的流程图组成，主要针对两组平行设计的 RCT。于 2010 年修订版增加了选择性报告结果的条目，我国边振甲等在此基础上发展了针对中医药的 CONSORT 声明。CONSORT 声明不是专用于评价 RCT 质量的工具，但可以用来对 RCT 进行质量评价。

五、RCT 报告 -CONSORT 2010

为了提高 RCT 的报告质量，CONSORT 小组于 1995 年出台了第一版 CONSORT 声明，并相继在其网站（http：//www.consort-statement.org/）及 *JAMA* 等知名期刊发布。2010 年，CONSORT 小组发布了最新修订的 CONSORT 声明，对核对表和流程图做了一些修改。例如：核对表由原先的 22 条增加到 25 条等。核对表对从论文的文题到讨论部分的写作做了规定，并增加了注册登记、试验方案和资助情况内容。流程图依然要求对临床试验的受试者的登记、分配、随访和分析阶段的受试者的流动情况（如退组等）以流程图的形式表现出来。新版 CONSORT 声明的核对表和流程图的内容简要介绍如下（表 3-3，图 3-8）。

表 3-3　CONSORT2010 核对

论文部分和主题	项目	描述
文题和摘要	1a	在文题提示为随机试验
	1b	用结构式摘要概括试验设计、方法、结果和结论

续表

论文部分和主题	项目	描述
引言		
背景和目的	2a	科学背景和原理解释
	2b	具体的目的或假设
方法		
试验设计	3a	描述试验设计（如平行试验、析因设计），包括分配的比率
	3b	给出试验开始后试验方法的重大改变（如合格标准的改变）及原因
受试者	4a	参加者的合格标准
	4b	资料收集的场所和地点
干预	5	描述各组干预的准确详情，以便重复试验，如何及何时实施了这些干预
结局	6a	清楚地界定主要和次要结局指标，包括如何以及何时评估这些指标
	6b	试验开始后试验结局指标的任何变化及原因
样本量	7a	明确样本量是如何确定的
	7b	可能的话解释中期分析情况和终止试验的规则
随机化		
顺序产生	8a	描述产生随机分配顺序的方法
	8b	描述随机化的种类及任何限制（如分区组及各区组样本大小）
分配隐蔽机制	9	描述实施随机分配顺序的方法（如连续编号的容器），在实施干预前隐蔽分配顺序的步骤
实施	10	谁产生的分配顺序，谁登记的参加者，谁将参加者分配到各组中
盲法（掩蔽）	11a	如果做到了，描述分配干预后对谁设盲（如参加者、医务工作者、评估结局的人），以及如何做的
	11b	描述干预措施的相似之处
统计学方法	12a	描述比较各组主要和次要结局的统计学方法
	12b	描述额外分析（如亚组分析）和调整分析的方法
结果		
受试者流动（极力推荐使用流程图）	13a	描述每组被随机分配、接受预期处理和分析主要结局的人数
	13b	描述各组随机化后退组和剔除的人数及原因
招募受试者	14a	描述招募和随访日期
	14b	描述结束或终止试验的原因
基底资料	15	用表格描述各组的基线人口统计学资料和临床特征
分析的人数	16	描述各组的进入分析的参加者人数（分母），以及分析是否是在原先设计的组之间进行
结局和评估	17a	总结各组的主要和次要结局结果，评估效应大小及其精度（如95%CI）
	17b	对于二分类结局指标，建议陈述绝对和相对效应大小

续表

论文部分和主题	项目	描述
辅助分析	18	报告任何其他的分析（如亚组分析）和调整分析结果，指出哪些是事先指定的，哪些是探索性的
危害	19	每组的任何重要危害或非预期效应
讨论		
局限性	20	指出试验的局限性、潜在偏倚、不精确和分析的多样性
普遍意义	21	指出试验结果的普遍意义（外部有效性，应用性）
解释	22	解释结果，权衡利害，考虑其他证据
其他信息		
注册登记	23	试验的登记号和名称
试验方案	24	可能的话，告知从何处找到完整的试验方案
资助情况	25	资助或其他支持（如提供药物）的来源，资助者的作用

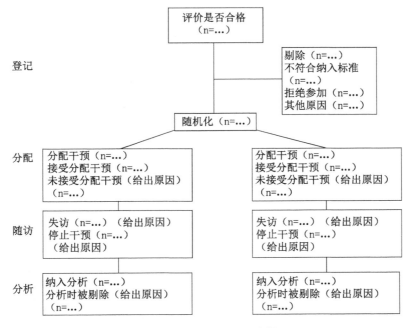

图 3-8　CONSORT 2010 流程

六、 随机对照试验在临床试验中的应用

为了减少临床试验的偏倚，提高临床试验的可信度，RCT 从 20 世纪中期开始，成为临床证据中的"金标准"。但对于同一类研究问题，研究设计的选择主要取决于研究的阶段。科学研究可大致分为 3 个阶段：产生假设、检验假设和确认假设。从时间上看，产生假设是研究的初期阶段，检验假设是中期阶段，确认假设是终末阶段。就评估医学干预效果而言，早期阶段应使用安全、快速、简单、经济的研究，但结果可信度比较低，中期应使用可信度较高的研究，最后再经过随机对照试验的确认。

以新药的临床验证为例，一般分为 4 个研发阶段，即常说的 Ⅰ～Ⅳ 期临床试验。研究的问题包括安全性和有效性两个方面，对二者的研究也需要循序渐进，研究设计选择也需灵活多变。Ⅰ 期临床试验是初步的临床药理学及人体安全性评价试验，通常是一个新药第一次在人体上的测试，需十分谨慎，评估的不是疗效而是急性毒性作用，人体对于新药的耐受程度，也包括对药物代谢动力学的考察。肿瘤药物和非肿瘤药物的首次人体试验（First In Human，FIH）非常不一样，非肿瘤药物往往是在仔细挑选的健康人中进行的，肿瘤药物通常在肿瘤患者中进行。如果一个药物通过了 Ⅰ 期试验，没有明显的急性毒性作用，人体耐受性良好，通常可进入 Ⅱ 期试验，初步评价药物对目标适应证患者的治疗作用和安全性，也包括为 Ⅲ 期临床试验研究设计和给药剂量方案的确定提供依据。根据项目的进展阶段，可选的研究设计很多，如无对照试验、前后对照试验、交叉试验、非随机的平行对照试验和小样本随机对照试验等，也包括随机盲法对照临床试验。Ⅲ 期试验是治疗作用的确证阶段，是对疗效最严格的验证，进一步验证药物对目标适应证患者的治疗作用和安全性，评价利益与风险关系，需要使用样本量足够大的随机对照盲法试验。Ⅳ 期试验是药物上市后的研究，主要是考察在广泛使用条件下的药物疗效和不良反应，对严重罕见慢性不良反应的监察，过去主要使用的是病例对照研究和队列研究，目前研究设计也逐渐多样化。

无论是临床指南的制订，还是卫生政策的制定，都希望通过有限的资源

和证据，获得有关干预措施更有效、更符合现实环境和卫生决策要求的信息。随机对照研究在临床试验中的地位、作用随着生物医学创新研发、疾病治疗和大健康领域的发展正在悄悄发生着微妙的变化。

　　在过去的 50 年中，Ⅲ 期随机对照临床试验是新药研发和批准的基石。随着新药研发的日新月异和审评审批制度的改革，考虑到以患者获益为终极目标，在没有Ⅲ期 RCT 研究证据支持的条件下，也有药物被批准上市。近年来，应用"真实世界证据（Real-World Evidence，RWE）"替代传统 RCT 进行扩大适应证的批准，更是牵动了业界的神经，似乎业界已经将随机对照试验与真实世界研究对立起来，但 FDA 也表示真实世界证据并不等于不采用干预性试验和随机化的试验设计。如何克服随机对照试验中存在的种种局限性，如何进行更优化、更合理的试验设计，将理想的 RCT 中获得的较高的内部效度更好的外推，提供更符合真实世界实际治疗过程的数据及依据，抑或在真实世界中如何灵活应用 RCT 的理念和科学方法，提供给卫生决策部门广泛认可的证据将是我们未来的重要课题。

参考文献

[1]　李赞华，万霞，刘建平 . 队列研究与随机对照试验的方法学比较 [J]. 北京中医药大学学报（中医临床版），2008，15（5）：11-14.

[2]　刘建平 . 循证中医药临床研究方法学 [M]．北京：人民卫生出版社，2006．

[3]　SCHWARTZ D，LELLOUCH J.Explanatory and pragmatic attitudes in therapeutical trials. J Chronic Dis，1967，20（8）：637-648.

[4]　唐立，康德英，喻佳洁等 . 实效性随机对照试验：真实世界研究的重要设计 [J]. 中国循证医学杂志，2017（09）：13-18.

[5]　CALIFF R M，SUGARMAN J.Exploring the ethical and regulatory issues in pragmatic clinical trials.Clin Trials，2015，12（5）：436-441.

[6]　康德英 . 浅议真实世界研究 [J]. 中国癌症防治杂志，2017，9（2）：100-103.

[7] 温泽淮，李玲，刘艳梅等．实效性随机对照试验的技术规范 [J]. 中国循证医学杂志，2019，19，（12）：40-48.

[8] ROLAND M，TORGERSON D J.What are pragmatic trials?. BMJ，1998，316(7127)：285.

[9] THORPE K E，ZWARENSTEIN M，OXMAN A D，et al.A pragmatic explanatory continuum indicator summary（PRECIS）：a tool to help trial designers. CMAJ，2009，180（10）：47-57.

[10] LOUDON K，TREWEEK S，SULLIVAN F，et al. The PRECIS-2 tool：designing trials that are fit for purpose. BMJ，2015，350：h2147.

[11] 胡贵平，詹思延 .PRECIS-2：基于研究目标的试验设计 [J]. 中华流行病学杂志，2018，39（2）：222-226.

[12] GUYATT G，SACKETT D，TAYLOR D W，et al.Determining optimal therapy--randomized trials in individual patients.N Engl J Med，1986，314（14）：889-892.

[13] 许卫华 . 单病例随机对照试验在中医药临床研究中的应用与思考 [J]. 中国临床药理学与治疗学，2005（11）.

[14] SCHEEN A J. Integrating evidence-based medicine and personalized medicine. Rev Med Suisse，2013，9（395）：1499-1500.

[15] KRAVITZ R L，DUAN N，VOHRA S，et al. Introduction to N-of-1 Trials：Indications and Barriers. In：Kravitz RL，Duan N，eds，and theDEcIDE Methods Center N-of-1 Guidance Panel. Design and Implementation of N-of-1 Trials：A User's Guide. AHRQ Publication No. 13（14）- EHC122- EF. Rockville，MD：Agency for Healthcare Research and Quality；January 2014.

[16] VOHRA S，SHAMSEER L，SAMPSON M，et al. CONSORT extension for reporting N-of-1 trials（CENT）2015 Statement. BMJ，2015，350：h1738.

[17] COOK T D，CAMPBELL D T.Quasi-experimentation：design and analysis issues for field settings. Boston：Houghton Mifflin Company；1979.

[18] Gambia Hepatitis Study Group.The Gambia Hepatitis Intervention Study. Cancer Res.

1987；47（21）：5782-7.

[19] HEMMING K，HAINES T P，CHILTON P J，et al. The stepped wedge cluster randomised trial：rationale，design，analysis，and reporting. BMJ，2015，350：h391.

[20] 颜虹 . 医学统计学－第 2 版 [M]. 北京：人民卫生出版社，2010.

[21] CFDA. 药物临床试验的生物统计学指导原则（征求意见稿）.2016.

[22] 毛玮 . 试验设计必须遵循对照原则 [J]. 药学服务与研究，2010，10（4）：252-255.

[23] 衡明丽 . 对美国 FDA 适应性设计指导原则的介绍 [J]. 2019，35（12）：1316-1320.

[24] KENNETH F SCHULZ，DOUGLAS G ALTMAN，DAVID MOHER. CONSORT 2010 Statement：updated guidelines for reporting parallel group randomised trials[J]. BMJ，2010，32（11）.

[25] 曾宪涛，包翠萍，曹世义，等 . Meta 分析系列之三：随机对照试验的质量评价工具 [J]. 中国循证心血管医学杂志，2012，04（3）：183-185.

[26] BEGG，CHOM，EASTWOODS，et a1 . Improving the quality of reporting of randomized controlled trails：the C0NSORT statement[J]. JAMA，1996，276（8）：637-639.

[27] 唐金陵，杨祖耀，毛琛 . 大型随机对照试验：精准流行病学研究的典范与陷阱 [J]. 中华流行病学杂志，2017，38（10）：1299-1304.

（孙文洁　邱　婷　丁长海）

第三节　观察性研究

一、　观察性研究定义

观察性研究（observational study）又称非实验性研究（non-experimental study），是指没有加入研究人员的任何干预（试验的或其他方面）措施，允许事件自然发展的研究过程。

观察性研究是非随机化的研究，通过客观的观察、记录和描述观察结果，并分析因素之间的关系，可细分为描述性研究和分析性研究。描述性研究的研究因素是影响因素，通过收集与有关事件的时间、地点和人群方面的基本分布特征等客观资料，经过整理、分析，建立假设性结论的一类研究；分析性研究的研究因素称为危险因素或暴露因素，是对所在选择的人群中探找所导致不良事件发生的条件和规律，验证因果关系的一类研究方法。

二、　观察性研究与随机对照临床试验对比

2019 年 5 月 29 日国家药品监督管理局药品审评中心组织起草发布的《真实世界证据支持药物研发的基本考虑（征求意见稿）》中，将随机对照临床试验（Randomized Clinical Trial，RCT）定义为一种采用随机化分组方法并选择合适对照设计的临床试验。随机对照临床试验被认为是评价药物有效性的"金标准"，并为药物临床试验普遍采用。有文献报道，观察性研究能提供更真实的安全性数据，甚至可提供不比 RCT 逊色的证据。Benson K 研究了 1985 年到 1998 年 19 种临床治疗方案的 136 篇报道文献，95% 的报道采用了 RCT 的研究方式，而观察性研究和 RCT 的结论并没有质的不同（qualitatively different）。

RCT 属于药物面市前研究，关注的是效力研究（efficacy trials），即药

物或干预措施能否在理想、严格控制的环境下产生预期的效果，着重于干预措施的内部有效性，即期望获得高质量的研究证据；观察性研究可用于属于药物上市后研究，关注效果研究（effectiveness trials），即评价药物在真实临床环境下的治疗效果，可观察多种药物在"真实世界"的有效性、安全性，对于验证自发报告、主动监测病例的信号十分有帮助，适宜发现罕见或迟发的药品不良反应，更可能提供药品在现实生活中的应用信息。上市后观察性研究的数据，在评价药品的作用和价值方面，起到越来越多的作用。RCT和观察性研究在真实世界研究中的应用如图 3-9 所示。

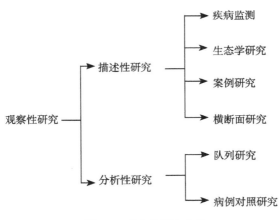

图 3-9　观察性研究分类

三、 观察性研究的分类

1. 横断面研究

横断面研究（cross-sectional/prevalence study）是按照事先设计的要求，在某一特定人群中，调查收集特定时间点某种疾病的患病情况以及患病与某些因素之间的联系的观察性研究方法。

横断面研究操作过程方便简单、成本低，来自同一群体自然形成同期对照组，结果具有可比性，操作过程中可同时观察多种因素，反应调查当时个体暴露和结局状况，有助于提出病因假设，结果有较强的推广意义。局限性包括样本选择不是基于暴露或者结局，研究者同时评估暴露和结局，难以确定先因后果的时相关系，不能获得发病率资料，发病率的估计受病程影响——病程长的疾病更容易被检测出，同时研究对象可能处于临床前期而被误定为正常人。

上市后药品评价中，描述性研究是通过收集与药品有关事件的时间、地点和人群方面的基本分布特征等客观资料，经过整理、分析，建立假设性结论，通常是药品上市后研究的起点，为进一步确认研究打下基础。

2. 队列研究

队列研究（cohort study）是将人群按是否暴露于某可疑因素及其暴露程度分为不同的亚组，追踪其各自的结局，比较不同亚组之间结局频率的差异，从而判定暴露因子与结局之间有无因果关联及关联程度的一种观察性研究方法。

依据研究对象进入队列时间及终止观察的时间不同，队列研究分为前瞻性队列研究、历史性队列研究和双向队列研究。前瞻性队列研究：研究者在结局发生之前定义样本和预测的变量，研究开始，确定研究对象暴露水平，随访各暴露水平人群的疾病发生情况，研究开始以后得到资料。历史性队列研究：研究者在结局发生之后定义样本，收集预测变量；根据历史记载的有关暴露情况来划分暴露组和对照组，把观察起点放到过去某一时段，然后调查分析从过去某一时间到现在两个群组所研究疾病的发病率或死亡率，并进行比较。双向性队列研究：将前瞻性队列研究与历史性队列研究结合起来，在一定程度上弥补了两者的不足。

队列研究的优势有：研究人群定义明确，选择性偏倚小；时间轴清晰，不仅可以区分潜在混杂和暴露，同时可以区分暴露和结局；能对每一个暴露因素进行全面系统的分析，计算各种危险度（相对危险度、归因危险度等），可充分而直接的分析暴露的病因作用，允许研究者关注同一治疗措施的多种结局；可以得到各个治疗组的发病率（或风险率）；由因及果，检验病因假说的能力较强；有助于了解人群疾病的自然史；可按暴露水平分级，有可能观察到剂量—反应关系。队列研究的局限性包括：因所需对象数量很大，不适宜研究发病率很低的疾病；需要长期随访，浪费时间、人力、物力，组织困难，且容易产生失访偏倚；难以控制暴露以外的因素，易混杂偏倚。

3. 病例对照研究

病例对照研究（case-control study）是选择一组患有所研究疾病的人作为病例组，选择一组不患所研究疾病的人作为对照组，调查这两组人对某个（些）因素的暴露情况，比较两组间暴露率或暴露水平的差异，以判断暴露因素与某疾病有无关联的一种观察性研究方法，目的是观测患某种疾病和一种或多种假设的危险因素的联系。

病例对照一次研究可探索多种可疑因素，只需少量的研究对象；省时、省人力物力，能充分利用资料信息；非常适合于罕见疾病的研究和长潜伏期疾病的病因研究；可检验明确的危险因素的假设；可同时探索多个因素与疾病的联系，适宜于探索性病因研究。病例对照存在的局限性包括不适宜研究暴露率很低的疾病，因为需要很大的样本；选择研究对象时，对照组的选择不当会使研究发生偏倚；由果到因的研究，因果的时间先后很有可能得不到确切数据。

病例对照研究在药物治疗效果或药物不良反应的评价方面有着广泛的应用。例如，Herbs 等 1971 年采用病例对照研究调查阴道腺癌的危险因素，结果发现患者的母亲在孕期前 3 个月服用过己烯雌酚是危险因素，后经动物实验证实妊娠早期使用己烯雌酚可使雌性子代发生阴道腺癌的危险性增高。

四、　观察性研究方案的制订

1. 研究目标与研究问题

研究目标和研究问题是设计新研究方案的基础，研究设计和分析的各方面都要基于研究方案中描述的研究目标和研究问题。观察性研究应尽可能在研究早期就把患者和其他利益相关者纳入进来，共同确定研究目标、关键问题、主要研究终点和支持决策制订需要的证据标准。

2. 治疗效应异质性的估计和报告

治疗效应的异质性（heterogeneity of treatment effect，HTE）是指存在于不同个体间的、影响治疗效应方向或大小的、可解释的非随机变量。同一个研究中的研究对象是不同质的，不同个体在年龄、性别、疾患严重程度、现患疾病、共同暴露和遗传因素等各个方面都存在差异，这些差异均会导致干预措施在不同个体间的疗效不同，引起不同干预措施在不同亚组间的疗效差异。

亚组分析（subgroup analysis）是目前应用最广泛的检验 HTE 的分析方法。该分析是指对一系列亚组的治疗效应进行评价，通常选取基线或治疗前的变量，一次只分析一个变量。一般采用交互作用检验来评价某个亚组变量是否与治疗指征存在显著的交互作用，如果存在显著的交互作用，则必须按照该变量分层进行分析，在每一层内（如男性和女性）分别评价该治疗方案的疗效。

亚组分析可分为验证性亚组分析、描述性亚组分析和解释性亚组分析。

常见几种重要的亚组变量包括：①人口学变量（如年龄）；②病理生理学变量（如脑卒中后的时间、稳定或不稳定型心绞痛）；③伴随疾病（如高血压合并肾疾病）；④共同暴露（如同时服用阿司匹林和 β 受体阻滞剂）；⑤遗传标志物（如结直肠癌中 K-ras 基因位点突变与西妥昔单抗的交互作用）。一般来说，年龄和性别是必须考虑的，当较为合理的流行病学或生物学机制的证据提示其他亚组的变量可能与干预措施存在交互作用时，其他亚组变量也应考虑。

3. 暴露定义与测量

观察性数据分析的核心问题之一是对暴露进行特征性描述。在使用观察性研究数据时，研究者往往利用现成的数据，区分个体是否暴露于某一因素，此时研究设计的核心问题之一就是在了解已有观察性数据优缺点的前提下，恰当合理地定义并描述某一因素的暴露。每一项干预措施（如药物、手术、患者教育项目等）都需要一种独特的暴露确定方法。

暴露的定义，首先应明确由研究框架推测而得的暴露和所关注事件 / 结局之间的理论关联，以促进健康为目的的干预，都应该用来指导暴露的定义。暴露的定义应尽量可操作，并尽可能采用灵敏度、特异性和阳性预测值等指标作为有效性证据。其次，定义暴露时需考虑的重要因素包括时间窗（诱导期和潜伏期）、暴露状态随时间的变化或对其他治疗方案的暴露情况，以及暴露测量的一致性或准确性。当暴露为药物或卫生服务时，因暴露本身需要多个疗程、多次随访或交流，需要考虑暴露的频率、形式和强度。暴露决定和特征描述的指南如表 3-4 所示。

表 3-4　观察性研究方案中暴露决定和特征描述的指南及注意事项

指南	关键点
结合所研究问题的临床或理论基础，明确与之相符的暴露定义	– 明确暴露定义时，考虑暴露 / 干预的生理效应 – 选择对暴露最恰当的测量尺度
提供所选暴露时间窗的理论依据	– 对于用药，建议考虑剂量、疗程、药物动力 / 药物代谢特点（如半衰期），以及与之所关注药物相关的已知 / 假设的生物学机制
描述所利用数据的来源，并对如何充分且恰当的定义暴露加以阐述	
如果可能，提供所选暴露定义的有效性证据，如灵敏度、特异度和阳性预测值等指标	– 若无既往研究验证所关注暴露的定义，则选择最常报告的测量手段和暴露定义 – 除使用"常用"定义外，也可以制订其他暴露定义
告知所选择的暴露分析单位，并与其他替代单位进行权衡	
明确与暴露测量相关的差异性错分、非差异性错分，如果可能，提供降低误差和偏倚的策略	

4. 对照的选择

在观察性研究中，对照的选择会直接影响研究结果的有效性、临床解释和外推，因此，选择恰当的对照十分必要。在药品上市后的观察性研究中，应从适应证、首次用药、暴露时间窗、不依从性、对照药物的剂量和强度等方面考虑对照的选择。观察性研究中对照的选择应注意的事项如表 3-5 所示。

表 3-5 观察性研究方案中对照选择时需要考虑的注意事项

指南	注意事项
从同一源人群中选择同期的阳性对照（或合理的不治疗对照 / 历史对照 / 其他数据源对照）	– 对照的选择首先取决于研究问题，其次选择对照时要尽量减少偏倚
讨论对照的选择方法引起的潜在偏倚和减少偏倚的方法	– 描述如何通过研究设计 / 分析方法减少偏倚
在描述分析计划时，定义所有比较组的零时间	– 在选择零时间时，尤其是选择不治疗或常规治疗对照时，应考虑恒定时间偏倚和现在用药者偏倚 – 尽可能采用首次用药者设计

5. 协变量的选择

变量的选择方法应基于干预措施和结局直接的因果关联机制，实际应用中，真正的因果关联机制并不为人所知，常采用基于背景知识的变量选择法。这种方法调整的变量包括所有观察到的可能与结局有关的预处理变量、所有已知危险因素以及治疗或者结局相关的直接影响因素。另一种协变量选择方法，是依靠统计学关联的经验变量选择法，包括前进法、后退法、高维自动迭代调整法等。观察性研究方案中协变量选择的指南和注意事项如表3-6所示。

为探求变量之间的真实关联，建议选择变量时，将基于研究者对因果关系认知的预先选择的变量和运用高维自动迭代法的经验选择变量结合起来。

表 3-6 观察性研究方案中协变量选择的指南和注意事项

指南	注意事项
描述数据来源，用于识别重要协变量	– 为关键的协变量提供数据来源信息，了解数据来源在测量不同类型的协变量时的优缺点
讨论发生未测量混杂和错分的潜在风险	– 讨论未测量混杂因素、错分和测量误差的潜在影响 – 建议对未测量的混杂因素或错分变量开展专门的敏感性分析
描述统计模型中选择协变量的方法	– 讨论基于背景知识的方法（例如对所有假设原因的选择、析因准则、有向无环图，或选择所有的危险因素的变量） – 描述简化模型的技巧（例如采用前进法或后退法选择） – 描述经验变量选择技巧和怎样提出可能产生偏倚的变量

6. 样本量计算

研究的可行性通常在于预计获得的患者数量是否能够满足科学性研究目的，观察性研究方案中应该包括样本量计算的原理和方法。

研究人员在计算样本量时，应事先明确所有的相关定义以及假设，包括主要研究结局，具有临床意义的最小效应值（clinically important minimum effect size），变异度测量以及Ⅰ类错误和Ⅱ类错误发生率。研究人员在初始评估样本量能否得到具有临床意义差异的结果时，还应考虑到其他可以降低疗效样本量的因素，例如失访数量、用于控制混杂而使用的统计分析方法、缺失数据。观察性研究方案样本量计算的指南和注意事项如表 3-7 所示。

表 3-7　观察性研究方案样本量计算的指南和注意事项

指南	注意事项
给出所有相关的假设和参考依据	应具体描述以下问题： – 基于何种主要结局指标计算样本量或检验效能 – 有临床意义的最小效应值 – Ⅰ类错误大小 – 检验效能或Ⅱ类错误大小（计算样本量时），或预期样本量（计算检验效能时） – 样本量计算公式和细节，包括预计的失访情况、治疗终止及其他截尾情况，以及对照组预期的绝对风险或事件发生率包括事件发生数
明确研究假设类型以及临床有意义的最小效应值及其置信区间的置信度	– 等效性、非劣效性或优效性假设
明确统计软件和操作过程，或者给出计算置信区间时使用的公式	– 如 Stata、PASS 软件等
明确亚组分析中预计的结果精度或检验效能	
明确某些其他情况下的结果精度或检验效能，如敏感性分析	其他情况包括： – 研究者预期存在较强的混杂而在数据分析中排除大量研究对象（例如用倾向评分方法进行匹配或清理） – 研究者预期在数据分析中由于数据缺失不能填补而导致大量研究对象被排除

7. 统计分析

研究结局、暴露因素、协变量和统计模型的基本假设共同决定研究应采用的统计方法。单变量描述分析可以用来评估不同暴露组间结局指标的差异，并识别协变量对暴露和结局间关联的影响，常采用多元线性模型和 logistic 回归模型调整混杂因素。根据结局变量的测量和随访评估的结构来建模的方法如表 3-8 所示。

表 3-8　不同建模方法总结

结局测量	一次测量		重复测量	
	非聚集性资料	聚集性资料（多研究中心）	固定间隔	间隔变化
二分类指标	logistic 回归	多水平（混合）logistic 回归，GLMM，GEE，条件 logistic 回归	重复测量分析方差（MANOVA），GLMM，GEE	GLMM，GEE
连续性指标	线性回归	多层（混合）线性回归，GLMM，GEE	重复测量分析方差（MANOVA），GLMM，GEE	GLMM，GEE
生存时间	Cox 比例风险回归	方差 – 矫正 Cox 模型或共享脆弱模型		
生存时间（累计或计数数据）	泊松回归	多水平（混合）泊松回归		

注：ANOVA= 方差分析；GEE= 广义估计方程；GLMM= 广义线性混合模型；MANOVA= 多元方差分析

8. 敏感性分析

观察性研究和统计学模型都基于假设，包括如何定义或概述变量，如何选择或构建统计模型，当改变这些假设时，如果分析的结果仍然一致，我们就认为是"稳健"的，如果改变这些假设会导致效应估计值的改变，将有助于我们了解研究得到结论的真实性。为了评估研究的基本假设，可以从多个方面改变一个研究的基本假设，包括研究中的定义（修改对暴露、结局、混杂因素的定义）、研究的设计（修改或增加研究中数据的来源或人群）、建模（修改一个变量的函数形式或对正态性进行假设检验）等，并进行敏感性分析。

在制订敏感性分析计划时，应对数据的局限性和问题的本质有清晰的认识，应该关注三个基本问题：①改变暴露结局、结局定义和这些变量的模型时，关联是否具有稳健性；②未测量的混杂因素的效应需要多大才能解释两种治疗方法之间的差异；③统计学方法的选择是否会影响关联的方向或强度。应用敏感性分析来检验分析过程中的基本假设，可以使关联对假设的稳健性更可信，可以增强研究所提供的证据强度。

在观察性研究中开展的敏感性分析，当分析的条目较少时，可以在文章中进行简要的文字概括，当广泛地进行敏感性分析时，可以以表格或图的形式来展示结果可提供的更多信息。观察性研究中敏感性分析的指南和注意事项如表 3-9 所示。

表 3-9　观察性研究中敏感性分析的指南和注意事项

指南	注意事项
提出并描述有计划的敏感性分析	– 考虑改变暴露、结局、混杂或协变量定义或分类所带来的影响 – 评估未测量的混杂对关联测量的预期影响
描述用于评估效果同质性的重要的亚人群	– 考虑儿童、种族 / 民族亚人群、处于复杂疾病状态的患者 – 考虑包含 AHRQ 中优先考虑的人群
阐述建模假设以及如何对其进行检验	
在实际可行的情况下，表明研究是否可以在其他数据库中重复	

五、　上市后观察性研究案例分析

1. 回顾性观察性研究扩大联合用药

案例一

利用观察性研究支持扩大联合用药的一个典型案例是贝伐珠单抗（Bevacizumab），于 2015 年在中国获批联合化疗（卡铂与紫杉醇）用于不可切除的晚期、转移性或复发性非鳞状非小细胞肺癌患者的一线治疗，通过三项回顾性观察性研究，该药于 2018 年 10 月获批将治疗方案扩展为联合以铂类为基础的化疗方案。

山东省肿瘤医院的一项回顾性观察性研究入组 1352 例非小细胞肺癌患者（2012 年 1 月—2014 年 10 月），研究显示：接受贝伐珠单抗＋化疗一线 NSCLC 治疗的患者，中位无进展生存期（mPFS）和中位总生存期（mOS）分别为 11.5 个月和 17.0 个月，而单纯接受化疗的患者，mPFS 和 mOS 分别为 7.0 个月和 14 个月（$P < 0.01$）；中国医学科学院肿瘤医院的一项回顾性观察性研究中，纳入 149 例 2009 年 7 月至 2016 年 12 月在本院接受治疗的患者，研究证实多种细胞毒性药物（包括紫杉醇、多西他赛、培美曲塞、吉西他滨、长春瑞滨）其中一种联合铂类＋贝伐珠单抗作为一线及维持治疗均可取得更佳疗效，且具有良好的可耐受性；江苏省肿瘤医院 2012 年 1 月至 2017 年 3 月 236 例采用 Pem-Pt（140 例）或 B＋Pem-Pt（96 例）作为一线治疗的晚期 NS-NSCLC 患者的回顾性观察研究证明：贝伐珠单抗＋培美曲塞／铂类药物对进展期非鳞、非小细胞肺癌患者疗效显著，且不良反应可接受。

三项研究回顾性分析了三家医院的患者数据，均显示在含铂双药化疗基础上联合贝伐珠单抗较单纯化疗显著延长 PFS 和 OS，与全球人群数据具有一致性，并且未发现新的安全性问题。基于三项回顾性观察性研究，2018 年 10 月该药获批将治疗方案扩展为联合以铂类为基础的化疗方案。

案例二

回顾性观察性研究在扩大药品适应证上发挥着重要作用，如 Ibrance 药物用于治疗男性乳腺癌适应证的获批。辉瑞旗下的 Ibrance 是全球上市的首个 CDK4/6 抑制剂。该药物曾于 2015 年 2 月获得美国 FDA 批准，联合 Femara（letrozole，来曲唑）用于既往接受过系统治疗以控制晚期病情的绝经后女性激素受体阳性（HR+）、人表皮生长因子受体 2 阴性（HER2-）晚期或转移性乳腺癌的一线治疗。2019 年 4 月 4 日 FDA 批准了辉瑞公司的 Ibrance（palbociclib）与芳香酶抑制剂或氟维司群联用，用于治疗男性

HR+、HER2- 晚期或患有转移性乳腺癌这一新适应证。新适应证获批的主要依据，是基于 IQVIA 保险数据库、Flatiron health 乳腺癌数据库和辉瑞全球安全数据库的男性患者的电子健康记录的真实数据和 Ibrance 上市后的报告。

2.前瞻性观察研究

罗氏内部数据显示，截至 2018 年 9 月，已有超过 270 万乳腺癌患者在临床试验或现实环境中接受了静脉注射曲妥珠单抗（HIV）或皮下注射曲妥珠单抗（HSC）的治疗。有研究结果表明 HIV 抗 HER2 治疗与心功能不全的风险增加有关，特别是充血性心力衰竭（CHF）。

为研究在实际临床环境中 HIV 作为辅助 EBC 治疗的心脏安全性，并判断其与临床试验结果是否一致，研究人员开展了迄今为止最大的前瞻性观察研究：OHERA（n > 3700）。结果显示，这项非介入性研究的最终结果与先前临床试验的心脏安全性数据一致：真实世界人群中，大多数心脏事件表现为无症状或症状轻微，症状性 CHF 和心脏死亡的发生率较低，接受 HIV 治疗的患者中严重或难治性 CHF 的发生率较低。同时，本研究显示的症状性 CHF 和心源性死亡的发生率的潜在风险因素与 HIV 欧洲产品特性总结（SmPC）中确定的基线风险因素一致。

本研究可作为临床试验的补充，作为静脉注射曲妥珠单抗心脏安全性的有力佐证，一方面可以提升药品临床使用的可信度，另一方面可指导医生临床合理用药。

六、 观察性研究的质量评价

队列研究、病例—对照研究及横断面研究，因受偏倚影响的程度依次增加，目前尚无一种通用的评价工具。

纽卡斯尔—渥太华量表（the New castle-Ottawa Scale，NOS）适用于评价病例对照研究和队列研究，它通过三大块共 8 个条目的方法评价队列研究和病例对照研究，具体包括研究人群选择、可比性、暴露评价或结果评价。

英国牛津循证医学中心文献严格评价项目（Critical Appraisal Skill Program，CASP，2004）除制定了针对随机对照试验的质量评价清单外，也制订了针对观察性研究的评价清单，主要包括队列研究与病例对照研究。

美国卫生保健质量和研究机构（Agency for Health e are Research and Quality，AHRQ）对观察性研究的质量评价表进行了推荐，其中推荐NOS量表作为评价队列研究和病例对照研究的标准；推荐评价横断面研究（cross-sectional study）的标准包括11个条目，分别用"是""否"及"不清楚"作答：①是否明确了资料的来源（调查，文献回顾）；②是否列出了暴露组和非暴露组（病例和对照）的纳入及排除标准或参考以往的出版物；③是否给出了鉴别患者的时间阶段；④如果不是人群来源的话，研究对象是否连续；⑤评价者的主观因素是否掩盖了研究对象其他方面情况；⑥描述了任何为保证质量而进行的评估（如对主要结局指标的检测／再检测）；⑦解释了排除分析的任何患者的理由；⑧描述了如何评价和（或）控制混杂因素的措施；⑨如果可能，解释了分析中是如何处理丢失数据的；⑩总结了患者的应答率及数据收集的完整性；⑪如果有随访，查明预期的患者不完整数据所占的百分比或随访结果。

建议选择NOS评价队列研究和病例对照研究；选择AHRQ横断面研究评价标准评价横断面研究；在临床循证时针对单个队列研究或病例—对照研究则推荐选择CASP清单，因为它考虑了研究的外部适用性。

参考文献

[1] GRIMES D A, SCHULZ K F. An overview of clinical research: the lay of the land[J]. Lancet, 2002, 359 (9300): 57-61.

[2] GRAPOW M T R, WATTENWYL R V, GULLER U, et al. Randomized controlled trials do not reflect reality: Real-world analyses are critical for treatment guidelines![J]. J Thorac Cardiovasc Surg, 2006, 132 (1): 5-7.

[3] BENSON K，HARTZ A J．A comparison of observational studies and randomized，controlled trials[J]. N Engl J Med，2000，130（5）：1878-1886.

[4] 梁万年．临床流行病学 [M]．北京：北京大学出版社，2003.

[5] ZHE HAI W，NING T. Comparison of bevacizumab plus chemotherapy with chemotherapy alone in advanced non-small-lung cancer patients[J]. OncoTargets and Therapy，2016，9：4671-4679.

[6] XING P，MU Y，WANG Y，et al. Real world study of regimen containing bevacizumab as first - line therapy in Chinese patients with advanced non - small cell lung cancer[J]. Thoracic Cancer，2018，9（7）：805-813.

[7] LIDBRINK E，CHMIELOWSKA E，OTREMBA B，et al. A real-world study of cardiac events in ＞ 3700 patients with HER2 positive early breast cancer treated with trastuzumab：final analysis of the OHERA study[J]. Breast Cancer Research and Treatment，2018，174（1）：187-196.

（陈　薇　刘兆兰）

第四节 药物警戒

一、 药物警戒定义

药物警戒是发现、评价、理解和预防药品安全相关问题的科学与活动。药物警戒活动的目的是识别信号，经进一步分析评价，识别出未能在上市前阶段发现的"未知"或未充分了解的药品不良反应。这些不良反应可能是由于药物以前未被认识的药理作用、特异（意指无法识别的潜在机制）作用、药物—药物相互作用、药物—食物相互作用、药物—疾病相互作用、与特定患者群体相关的因素、个体患者因素（例如药物基因组学因素）、用药错误等。理想情况下，上市后的安全监测系统可以快速有效地识别上述这些不良反应。信号识别后，理想的药物安全系统可以确认该不良反应与药物的因果关系，描述不良反应谱，量化用药人群中该不良反应的风险，采取适当的监管行动以预防或减弱风险，并与医务人员和患者沟通这些信息。

二、 上市后药物警戒相关法规

众所周知，上市前临床试验存在局限性：第一，相对于药品上市后大规模使用的多样化人群，临床试验受试者数量较少，因此很难发现罕见的不良反应；第二，方案设计中，在统计方面更多关注的是疗效，而非安全性；第三，一个严格控制的临床试验操作（方案规定的实验室检查和定期访视），不能反映"真实世界"中的医疗实践；第四，受试者经过严格入排标准的筛选，不确定上市前研究结果对特殊人群（老年患者、孕妇、婴幼儿、合并肝肾功能不全患者等）的适用性；第五，相对短的治疗周期将无法观察到具有长期潜伏的不良事件。因此，在药品获准上市前的临床试验没有足够的样本量来阐明和描述所有药品的不良事件，而且不能想当然地认为研究结果可以推广到常规医疗环境下使用该产品的患者。

　　20世纪60年代"沙利度胺事件"之后，世界各国才开始陆续建立药品不良反应报告制度。我国于2011年发布《药品不良反应报告和监测管理办法》（中华人民共和国卫生部令第81号），以加强药品的上市后监管，规范药品不良反应报告和监测，及时、有效地控制药品风险，保障公众用药安全。2019年12月1日起新修订的《中华人民共和国药品管理法》开始正式实施。药品管理法明确了新的使命，关注点从"药品质量"升华到"公众健康"，并提出"药物警戒制度"概念，代替了"药品不良反应报告与监测"。

　　药物警戒制度是新的药品管理法中的一大制度创新，其主要特点有：①持有人应履行药物警戒主体责任；②明确医疗机构药物警戒责任；③引入上市后评价概念；④增加处罚力度。

　　"药物警戒制度"与"药品不良反应报告与监测"的区别如表3-10所示。

表 3-10　药物警戒与不良反应的区别

	药物警戒制度	药品不良反应报告与监测
定义	对药品不良反应及其他与用药有关的有害反应进行监测、识别评估和控制	药品不良反应的发现、报告、评价和控制的过程
监测目的	药品不良反应、质量问题，药物相互作用，药物误用、滥用、错用	以药品不良反应为主
执行主体	涵盖上市许可持有人、药品生产、经营企业、医疗机构和科研机构，以上市许可持有人为主	涵盖药品生产、经营企业、医疗机构，实际工作中以医疗机构为主
方法手段	自发报告、集中监测、处方事件监测、数据库分析、临床研究、观察性研究。	自发报告、集中监测、处方事件监测、数据库分析等方法
重点环节	覆盖药品安全性监测全过程，强调风险控制	覆盖药品不良反应监测全过程，强调监测

三、　持有人如何开展药物警戒工作

　　在新的形势下，药品上市许可持有人应当深度学习药物警戒相关法规，开展的药物警戒工作需满足法规要求。持有人可以从以下六个方面开展药物警戒工作：

1. 建立药物警戒体系

设立专门机构、配备专职人员、建立质量管理体系、体系审计。

2. 个例报告管理

挖掘个例报告收集渠道，建立个例报告的收集、整理、随访、录入、编码、评估、递交、存档、质控的工作流程。

3. 信号管理

信号管理流程包括发现潜在安全性信号、信号验证、信号分析与优先化、信号评估、行动建议、信息交换、记录与存档。

4. 风险管理

持有人应当根据分析评价结果，判断风险程度，制订积极有效的风险控制措施。可以从以下两个方面着手，使风险最小化：预防或减小发生不良反应的可能性；降低已经发生的不良反应的严重性。

新的药品管理法要求持有人应当制订风险管理计划，主动开展药品上市后研究。

5. 安全性报告撰写和审核

年度报告、PSUR、反馈病例分析报告等汇总报告撰写。

6. 上市后研究

主动开展上市后研究，持续评估药品的风险与获益。

（宁　静　夏博贤）

第五节　药物经济学

一、概述

药物经济学（Pharmacoeconomics，PE）是人类应对医疗卫生资源配置问题而发展起来的新兴交叉学科。20 世纪 70 年代药物经济学出现在美国，发展至今已有 40 多年的历史。目前，药物经济学研究在美国、英国等欧美发达国家已经得到了广泛的应用，亚洲和拉丁美洲的一些国家和地区，如日本、韩国、印度和巴西，也在积极开展药物经济学研究。英国国家临床优化研究所（NICE）在卫生技术方面有更广阔的视野，使用药物经济学评价来为医疗设备、诊断技术和外科手术程序以及药物的决策提供信息。在中国，药物经济学是一门新兴的学科。自我国新医改启动以来，政府对药物经济学的提出及关注，使得药物经济学评价越来越多地被用作推动定价和报销决策的支持性证据。2006 年和 2011 年发布的两个版本《中国药物经济学指南》显著支持在中国开展药物经济学研究，这亦将促进药物经济学研究在中国的应用与发展。而且跨国制药公司越来越多地进入中国市场，它们也促进了药物经济学类出版物的传播。

二、药物经济学研究定义

药物经济学是经济学在评估药物和保健产品方面的应用，它有助于评估保健产品和干预措施的经济、临床和人文效果。它为卫生保健决策者、提供者和患者提供有价值的信息，以优化使用和分配有限的卫生保健资源。Drummond 等人将卫生保健方面的药物经济学评价定义为对各种备选方案的成本和健康结果进行比较，备选方案是指可以利用卫生保健资源增加人口健康的各种方式，例如药物和外科干预、筛查和健康促进方案。在中国，随着药物经济学评价证据在新药研发、药品定价、医保目录遴选及临床合理用药等方面越来越重要，药物经济学和相关研究有望获得动力。

三、 药物经济学研究的主要内容

根据国内外对药物经济学的研究可以看出，药物经济学研究的内容较广泛，既包括卫生保健资源的优化配置和高效利用等经济性因素，也包括临床、社会、人文等非经济性方面的因素。归纳起来，药物经济学研究的主要内容是评价与药物相关的干预方案或项目的经济性，也即对卫生保健系统中的与药物治疗相关的干预方案的成本（资源消耗）及其收益（临床的、经济的、人文的）即结局进行识别、测量和比较。药物经济学评价是药物经济学研究的最基本内容。药物经济学评价所研究的问题包括一切对药物资源利用有经济性要求的方方面面。例如：有多少药物可以用于治疗某种疾病，对该病的治疗选择哪种或哪几种药物（联合用药）最经济？某种疾病有多种预防和诊治措施可供选择，采用哪种措施最经济？对某种疾病是以预防为主还是以治疗为主，采用哪种措施更经济？哪些药物应该纳入基本药物目录？哪些药物应在医疗保险制度的报销范围之内？对于某种特定的药物而言，哪种剂型和给药途径最经济？对上述同一个有待选择的问题，站在不同的立场，以不同的观点进行评价，结论会怎样？如果不同的评价观点所得的结论是矛盾的，调解矛盾的依据是什么？以及结合药物流行病学、药理学等，研究药物用于不同对象、不同时间以及不同疾病阶段所产生的经济效果间的关系，探讨药物合理的、经济的、最适宜的使用对象和使用时间，等等。

药物经济学研究从成本分析入手，看似是以节约成本为出发点，但实质是以最终的健康结果和结局为终极目标和落脚点（如增加的质量调整生命年）。

四、 药物经济学研究的临床应用

根据国内外相关研究经验，目前，药物经济学研究在新药研发、药品定价、医保支付、临床用药以及医药卫生政策制度方面得到了广泛应用。

首先，在新药研发方面，药物经济学已被广泛应用于国外大型制药企业的新药研发和市场准入方面。如新药上市前的临床试验阶段，进行与竞争产品的药物经济学评价研究，可以获得所研发产品与竞争产品的经济性优劣信息，从而帮助制药企业判断是否继续进行投入。

其次，在药品定价方面，传统的药品定价依据的是药品在研发、生产、流通等环节产生的成本，这样制定出的药品价格并不能全面准确地反映出药品的价值。药物经济学评价正是从药物治疗方案的成本和收益两方面即药品的经济性，综合考虑和评价药品的成本和功能，从而为科学、合理地制定药品价格及相关政策提供依据。在一些国家，药物经济学评价是制定药品销售价格的依据。许多对药品价格实施价格管制和政府定价的国家，如加拿大和澳大利亚政府把药物经济学评价证据作为药品定价的基础。日本、韩国、新加坡等国家也通过药物经济学研究制定和影响药品价格的政策。制药企业通过药物经济学研究为其产品制定合理的价格，也有利于其产品的市场推广。

再次，在医保支付方面，药物经济学评价结果在不少国家和地区是药品进入医保报销目录的前提之一，比如澳大利亚、加拿大和英国。亚洲一些国家和地区如韩国、泰国和中国台湾地区均设立了支持药物经济学评价技术的政府部门，发布了官方的药物经济学评价指南，分别通过强制企业提交药物经济学证据、专门设立机构对部分药物进行药物经济学评价、鼓励企业自愿提交药物经济学材料的方式，将药物经济学评价应用于医保报销的决策中。此外，药物经济学评价结果往往作为医保方和药品提供方进行创新药品价格谈判的基础，形成支付协议。目前，中国政府和相关机构也越来越多地关注药物经济学研究在医保目录遴选中的应用，如2017年国务院印发的《十三五深化医药卫生体制改革规划》首次提出"探索在基本药物遴选调整中纳入循证医学和药物经济学评价方法"，预示着药物经济学评价将成为医保目录遴选的重要前提之一。

最后，在临床合理用药方面，运用药物经济学评价结果，有助于选择更优的治疗方案，规范医生合理用药，促进用药观念的转变，减轻患者的经济负担，节约医疗卫生资源。英国国家健康临床优化研究院制定"指南"，在新药和高价药品准入时通过药物经济学评价促进临床合理用药；在中国，随着新医改深入推进，公立医院支付方式改革是大势所趋，药物经济学研究对未来医疗卫生资源的合理使用和药品目录的遴选必将产生越来越重要的影响和作用，进而可以提高医疗卫生资源的利用效率。

五、 药物经济学研究设计

（一）研究问题

根据《中国药物经济学评价指南（2011 版）》，药物就经济学评价的第一步就是明确研究问题，应包括研究背景、研究人群、研究角度、干预措施、对照选择、研究时限及研究目的等内容。

1. 研究背景

研究背景也就是为什么进行这个研究，应包括研究疾病的流行病学（Epidemiology）概况及其经济负担（Economic Burden）、主要干预手段与疗效、干预的药物经济学评价现状（基本结论和尚存的问题），以及本研究的价值即重要性与创新性等。

2. 研究角度

药物经济学评价中，研究者应根据研究目的和研究人群明确研究角度，主要包括：全社会角度（Societal Perspective）、医保方角度（Insurer's Perspective）、雇主角度（Employer's Perspective）、医疗提供者角度（Health Care Provider's Perspective）以及患者角度（Patient's Pperspective）等。在药物经济学评价中，研究角度应始终保持一致。研究角度很大程度上决定了成本和效果的测算范围，因此，当研究者确定了研究角度后，研究设计、成本和效果的测算等也可随之确定下来。

3. 研究人群

在药物经济学研究中，研究人群和干预措施的适应证应明确提出。并根据研究问题，研究角度，目标人群年龄、性别、疾病类型、严重程度、社会经济特征等纳入和排除研究人群。药物经济学评价可在整体人群水平上进行，若目标人群对评价结果有巨大影响，根据需要可对目标人群进行亚组分组。如疾病的发病与年龄有关，可将目标人群按年龄分组。

4. 干预措施及对照

干预措施和对照的描述应该包括剂型、规格、用量、治疗方式、合并用药和治疗背景等信息。对照的选择在药物经济学评价中至关重要，干预措施的评价结果很大程度上由对照决定。因此，对照的选择应尽可能采用与干预措施具有相同适应证的常规治疗或标准治疗方案，一般不推荐空白治疗。如果某些疾病目前仍然无有效医疗措施或不建议干预（如前列腺癌的观察等待法），可以与安慰剂（即无干预）比较然后进行药物经济学评价，但须说明其无医药干预的临床合理性。

5. 研究时限

药物经济学研究的观察时间是指经济学评价从开始到结束的一段时间范围，治疗成本与产出须在此时间范围内进行测量。理想的药物经济学评估应包括患者一生的治疗费用和产出，但是，收集患者一生的数据缺乏可操作性。原则上，研究时限应该足够长，以观察到干预所产生的主要成本和产出，这取决于研究中疾病的种类、治疗目标和预期产出等。对于短时间观察到的成本和产出数据可以通过临床试验获得，对于长时间才能观察到的成本和产出数据可以通过模型获得。当采用模型法来模拟长期治疗的成本和产出数据时，除了应列出长期治疗模拟时间及依据外，还应列出短期治疗的原始数据及研究时限。此外，若研究时限超过 1 年，需要考虑成本和健康产出的时间价值。

6. 研究目的

药物经济学评价的主要研究目的和待证明的假设应当明确提出，假设应当以可回答的方式提出。研究目的应该包括研究角度、目标人群、干预措施及对照等内容。

（二）研究设计

1. 研究设计类型

药物经济学研究设计类型包括前瞻性研究（Prospective Study）、回顾性队列研究（Retrospective Cohort Study）、混合研究设计（临床试验结合回顾性或实际条件下的数据收集）及二次文献研究设计。其中，前瞻性研究又包括随机临床干预研究和前瞻性观察研究（Prospective Observational Study）。

2. 样本量大小

一般来说，药物经济学评价样本量应大于随机对照试验最小样本量的要求。当研究中的数据来源于医保数据库等大样本数据时，由于样本量往往已远超过最低研究样本量的要求，不需要计算最小样本量。对于围绕临床试验的平行研究和二次文献研究来说，样本量由临床试验和已有研究决定。而当研究者自行设计数据收集方案时，特别是收集数据成本较高时，需要考虑最小样本量要求。

3. 不确定性分析

不确定性的存在会影响药物经济学评价结果的精确度和可信度。不确定性可能产生在药物经济学评价过程中的各个阶段，比如参数收集导致的不确定性，则会影响成本和健康产出。经济学评价中不确定参数主要包括药品价格、有效率、效用值、贴现率以及概率参数等。模型中参数的不确定性可以通过单因素或双因素敏感性分析和概率性敏感性分析来评估。此外药物经济学评价设计不合理与评价方法使用不当也会产生不确定性。

六、 药物经济学评价的主要类型

药物经济学评价的目的是比较新的或现有的卫生技术（例如药物、诊断、设备等）与一种或多种相关备选方案的成本和结局。对决策制定者来说，药物经济学评价的类型被认为是影响其价值的一个重要因素。药物经济学评价有很多种方法，其中任何一种方法的适宜性取决于评估的目的以及数据和其他资源的可用性。确认和量化所有成本和所有结果（或产出或收益）是不可能的，也是没必要的，而且用于量化这些成本和结果的单位可能不同。

主要的药物经济学评价类型可分为以下几种。

成本—效果分析（Cost-Effectiveness Analysis，CEA）、成本—效用分析（Cost-Utility Analysis，CUA）、成本—效益分析（Cost-Benefit Analysis，CBA）、最小成本分析（Cost-Minimization Analysis，CMA）以及预算影响分析（Budget-Impact Analysis，BIA）。最小成本分析可以看作是成本—效果分析、成本—效用分析、成本—效益分析在健康结果（结局）相同或相当情况下的特例，属于效率性指标。

药物经济学评价主要类型之间的差异主要体现在健康结果（结局）的计量方面，不同类型的药物经济学评价方法的成本均以货币形态计量，而健康结果（结局）则分别以不同的形态（单位）计量，不同类型的药物经济学评价在成本和健康结果（结局）评估方面的差异如表 3-11 所示。

表 3-11　药物经济学评价的主要类型

评价类型	成本评价	健康结果评价
成本—效果分析	货币	临床效果指标（如死亡率或发病率的降低）
成本—效用分析	货币	效用（质量调整生命年，QALYs）
成本—效益分析	货币	货币
最小成本分析	货币	被比较方案健康结果相同
预算影响分析	货币	医保基金支出

（一）成本分析法

1. 成本的定义和分类

在药物经济学评价中，成本是指实施预防、诊断或治疗等干预项目所耗费的资源或所付出的代价，包括所消耗的人、财、物、时间等资源及因实施干预方案而产生的恐惧、不安、痛苦、行动不便等不适。

根据《中国药物经济学评价指南（2011 版）》，药物经济学研究的成本包括直接医疗成本（Direct Medical Cost）、直接非医疗成本（Direct Non-medical Cost）、间接成本（Indirect Cost）和隐性成本（Intangible Cost）（表3-12）。

表3-12　成本分类举例

成本的分类	举例
直接医疗成本	药品成本、注射成本、手术成本、门诊治疗成本、住院治疗成本
直接非医疗成本	交通成本、食宿成本、家庭看护费用
间接成本	患者或其家庭因病失去的劳动时间（工资损失）
隐性成本	因治疗引起的疼痛、忧虑、紧张、抑郁等所致的非经济结果的成本

直接医疗成本是指疾病预防、诊断和治疗过程中所消耗的成本，即与获得医疗服务直接相关的成本。直接非医疗成本是与获得医疗服务间接相关的成本，如患者和家属因诊治疾病而发生的交通成本等。

间接成本是指由于疾病、伤残或死亡造成的患者和其家庭劳动时间及生产率的损失，包括休学、休工、早亡等所造成的工资损失等。

隐性成本是指由于疾病或治疗产生的疼痛、不适、焦虑、紧张和疲劳等生理上和精神上的痛苦及不适（非经济结果）。隐性成本通常不单独测量，因为其难以用货币准确测量。另外，在成本—效用评价中，隐性成本实际上可能已经包含在生命质量中。

2. 成本的识别和计量

（1）成本的识别

成本的识别是药物经济学评价中成本测算的第一步。成本识别时需要考虑所选研究角度，因此明确药物经济学评价的服务对象是识别成本的基础与前提。药物经济学评价的服务对象可以是患者、医疗机构、保险公司或医疗保障部门、政府决策部门。不同服务对象（研究角度）的目标不一样，由此导致的成本识别范围也不一样（表3-13）。

表 3-13　成本识别范围划分

研究角度	成本识别范围
医疗机构	医疗成本，包括直接医疗成本和间接成本，不包括直接非医疗成本和隐性成本
保险公司或医疗保障部门	医疗成本中的报销部分，不包括直接非医疗成本和隐性成本
患者	患者及其家庭负担的医疗成本、直接非医疗成本、间接成本（如工资损失）和隐性成本
全社会	成本范围是整个国家，凡因干预措施导致本国社会资源减少的成本都应纳入，即包括以上所有成本

（2）成本的计量

成本的计量可以用一个简单的公式表示：资源的消耗量 × 资源的单位价格。国外对药物经济学评价中使用的价格和应考虑的成本项目做了推荐。如澳大利亚《资源和价格手册》（Australian Manual of Resource Items and Their Associated Costs）中对按病种诊断给出推荐的住院日成本（Cost Per Bed Day）和事件成本（Cost Per Episode），使得成本更加统一，增加了研究的可比性。

（3）成本的贴现

当干预措施的持续时间或影响超过一年时，则计量该干预措施的成本就需要进行贴现，而不能简单将不同年份发生的成本金额进行简单的加和，原因在于资金具有时间价值。资金的时间价值是指在不同时间发生的数额相等的资金具有价值上的差别。资金的时间价值是客观存在的，因此在进行药物经济学评价时必须予以考虑。资金等值是指在不同时间发生的数额不相等的资金具有相等的价值。根据资金等值的概念，可以实现将某一年份发生的资金折算成另一年份的等值金额，这种折算即是资金等值折算。经济学中最常见的资金等值折算形式就是折现（贴现）。

贴现就是把将来某一时点发生的资金额换算成现在时点或相对于该将来时点的任何较早时点的等值金额，这一换算的过程就是贴现（Discounting）或折现。经济学中通常把未来时点发生的资金金额称为将来值或未来值，把贴现后所得的资金金额称为现值。未来值与现值在数额上不相等，但价值是相等的。贴现率是药物经济学评价中的重要参数，科学合理地选择和确定贴现率至关重要。贴现率一般为市场利率，《中国药物经济学指南（2011 版）》和《中国药物经济学指南及导读（2015 版）》推荐采用一年期的国家指导利率或国债利率进行贴现。而对于所选择的贴现率应该进行敏感性分析，波动范围建议在 0 ～ 8% 之间。国际上其他主要国家指南多推荐采用 3% 或 5% 进行贴现。现有文献广泛使用 5% 作为贴现率。此外，成本发生的时点通常并不是恰好发生在某年的年初或年末，而贴现的计算要求成本发生的时点必须在某年的年初或年末。为此，在进行贴现计算时，可以把干预措施成本的发生时点进行简化处理，假定其成本发生在该年的年初或年末。另外，成本发生的时点不同所得的贴现值也不同。贴现的公式如下。

假设第 n 年的成本额为 F_n 元，t 为年数，P_t 为 F_t 的现值，在贴现率为 r 的情况下进行贴现，假设成本发生在年末，则计算其现值（P）的公式为：

$$P = \sum_{t=1}^{n} P_t = \sum_{t=1}^{n} F_t \left(1+r \right)^{-t}$$

（4）最小成本分析法（CMA）

最小成本分析法是指在各备选方案的结果或结局（效益、效果或效用）相同或相当时，药物经济学评价仅比较各备选方案的成本差异，其中成本最小的方案即为最优方案。最小成本分析法适用条件是各备选方案的结果或结局（效益、效果或效用）相同或相当。作为药物经济学中最为简单的评价方法，最小成本分析法具有计算简单、结果易解读等优点。

（二）成本—效果分析

成本—效果分析（Cost-Effectiveness Analysis，CEA）是药物经济学评价的基本类型之一，通过对不同的医疗卫生干预措施（如药物治疗、手术治疗、筛查技术等）的成本和效果进行综合评价，从而判断各种医疗卫生干预措施经济性优劣的一种经济学分析方法。

1. 效果的定义和分类

（1）效果的定义

药物经济学中的效果一般是指卫生技术（干预措施）的实际临床效果指标，它表示卫生技术（干预措施）的有益产出或有用的结果，比如疾病治愈率和好转率、血压降低值、人均期望寿命的增加等。

在此，介绍一下卫生技术（干预措施）的疗效和效果之间的区别。一般来说，卫生技术的疗效与它在理想环境下的表现有关，通常通过随机对照试验（RCT）进行评估。相反，效果是指一项卫生技术在正常或常规情况下的表现，例如在常规临床实践中，通常通过观察性研究或实用 RCT 来衡量。在药物经济学评价中优先使用效果数据。

（2）效果的分类

《中国药物经济学指南（2011 版）》将效果指标分为两大类：中间指标和终点指标，这是比较常用的分析方法。

中间指标（Intermediate Outcome）是指用于反映临床最终结果的观察指标。作为临床最终结果的有效替代，中间指标大致可分为两大类：一是测量的临床或生化指标，反映治疗过程中疾病状况的改变，如血压、血糖、血脂等生理、生化指标；二是判断疾病进展或严重程度的指标，如 NYHA 分级、肿瘤的分期等。

终点指标（End Point）直接反映干预措施的长期治疗效果或疾病预后，包括患病率、治愈率、死亡率、生存率、不良反应发生率、人均期望寿命以及患者报告结果（PRO）等。患者报告结果是患者某个健康状况及其治疗的功能和感受的测量，这种测量直接来自患者本人，属于主观的终点指标。随着医学模式转变，患者报告结果在临床医学与药物经济学中得到越来越多的应用。经济学评估中最常用的健康相关的生命质量（HRQol）就是 PRO 的一种。

2. 成本—效果比和增量成本—效果比

成本—效果比（Cost-Effectiveness Ratio，CER）和增量成本—效果比（Incremental Cost-Effectiveness Ratio，ICER）是 CEA 常用的评价指标。在世界范围内，越来越多的国家（如加拿大、澳大利亚、英国等）在《药物经济学评价指南》中要求同时提供成本—效果比数据和增量成本—效果比数据。其中，增量成本—效果比是成本—效果分析中评价结果最常用的方法，特别是基于质量调整生命年（Quality-Adjusted Life Years，QALY）这一综合指标构建的 ICER 在卫生政策制定过程中得到了非常广泛的应用。对于QALY 这一综合指标将会在成本—效用分析部分进行详细介绍。

成本—效果比（CER）表示产生单位健康产出所需的平均成本，通常用于评估单个治疗方案的效率高低；增量成本—效果比（ICER）指增量成本除以增量健康产出，表示增加一单位的健康产出所消耗的增量成本，可用于评价两个及以上替代治疗方案之间的相对经济性。

假设某一疾病有两种治疗方案 A 和 B，其中 A 为新治疗方案，B 为标准治疗方案，采用两种治疗方案产生的成本分别 C_A 和 C_B，获得的健康产出分别为 E_A 和 E_B，则：A 方案的成本—效果比即 $CER_A = C_A / E_A$，B 方案的成本—效果比即 $CER_B = C_B / E_B$；A 方案相对于 B 方案的增量成本—效果比即 ICER $= (C_A - C_B) / (E_A - E_B)$，其中增量成本为 $\triangle C = C_A - C_B$，增量健康产出为 $\triangle E = E_A - E_B$，则 ICER $= \triangle C / \triangle E$。

在进行成本—效果分析时需要注意，当采用 CER 作为评价准则时，通常以比值最小的方案作为经济性最优选择，表示该方案给患者带来单位健康产出的成本最小，因而效率最高。然而，在现实卫生决策中，效率并不构成唯一的决策依据，还需考虑诸如公平、伦理、健康价值等其他因素。

一般而言，新治疗方案相对于标准治疗方案在改善健康结果的同时往往也增加了成本，即 $E_A > E_B$，$C_A > C_B$。假如 $CER_A > CER_B$ 即新治疗方案的效率小于标准治疗方案，若仅以效率高低作为评价指标，标准治疗方案 B 为最优方案。但是 A 获得的健康结果改善优于 B 方案，决策者必须考虑健康结果改善会导致社会整体福利水平的提高，此时 A 方案有可能成为最优方案。此时，决策者关注的焦点是为了获得特定的健康结果改善，采用 A 方案比 B 方案多支付的成本是否值得，因此需要引入 ICER 辅助决策制定，这是因为药物经济学是建立在福利经济学基础之上，ICER 符合福利经济学理论中用边际分析来指导经济决策的理论。因此，在药物经济学评价中，必须报告边际分析的结果即增量成本—效果比。

由于药物经济学评价是对两种或两种以上治疗方案进行的成本与产出比较，通常一种治疗方案在增加健康产出的同时可能也增加了成本，但决定是否采用该种治疗方案还需要进行增量分析，即判断采用该种治疗方案后，增加一单位健康产出所支付的成本是否值得。此时需要引入一个阈值（也称为成本效果阈值），即增加一单位健康产出的最大支付意愿（WTP）。阈值可以作为判断备选方案是否具有经济性的一个标准。若增量分析的结果小于阈值，则认为该治疗方案是可以接受的，否则拒绝该方案。

各国卫生决策制定者通常将增加一个 QALY 的最大支付意愿作为成本效果阈值，由于各国经济发展水平、对生命价值的预期等不同，因此阈值的取值各异。这也使得同一治疗方案在不同国家的卫生决策过程中的接受意愿是不同的。国内没有关于 QALY 价值的统一标准，根据 WHO 关于药物经济学评价的推荐意见：ICER ＜人均 GDP，增加的成本完全值得；人均 GDP ＜ ICER ＜ 3 倍人均 GDP，增加的成本可以接受；ICER＞ 3 倍人均 GDP，增加的成本不值得。

因此，若满足：当△E ＞ 0 时，ICER ＝△C/△E 小于阈值，或者当△E ＜ 0时，ICER ＝△C/△E 大于阈值，新方案 A 相对于方案 B 而言是具有成本效果优势的。

下面结合案例理解成本—效果比和增量成本—效果比。

[例 3-1] 假设有 4 种不同的疾病筛查方案，不同方案的总成本和临床效果如表 3-14 所示。

表 3-14 某种疾病不同筛查方案的成本—效果

方案	C（元）	E（筛查出患者数）	C/E （元／人）	ICER
A	240 000	300	800	
B	308 000	280	1100	
C	360 000	400	900	1200 C-A
D	450 000	450	1000	1400 D-A
				1800 D-C

假设上面 4 种疾病筛查方案是互斥的，则可以直接剔除方案 B。对剩余方案进行增量分析，假设成本效果阈值为 1500 元 / 筛查出一个患者，ICER $_{C-A}$=1200（元 / 筛查出一个患者），小于阈值，说明 C 方案相比 A 方案更具有成本效果优势；ICER $_{D-C}$=1800（元 / 筛查出一个患者），大于阈值，说明与 D 方案相比，C 方案更具有成本—效果优势。因此，针对某疾病的不同筛查方案，C 方案相比其他方案更具有成本效果优势。

（三）成本—效用分析

患者报告的健康产出（生命质量）很难用货币衡量。成本—效果分析（CEA）中，虽然健康产出的测量单位是临床指标，但其并没有从生命质量和患者偏好的角度评价健康产出。鉴于此，20 世纪 80 年代后期成本—效用分析产生并发展起来。成本—效用分析从患者偏好的角度同时测量了健康产出的数量和质量，是当前药物经济学研究中应用最广泛的研究方法。

成本—效用分析（Cost-Utility Analysis，CUA）是药物经济学评价方法之一，在评价干预方案所产生的效果时，采用质量调整生命年（QALY）这个综合指标，将不同的结果转换成同一纬度，使各个备选方案具有可比性，进而判断各个备选方案经济性的一种评价方法。CUA 与 CEA 的相同之处在成本的测量，不同之处在健康产出的测量。

1. 效用的定义

在经济学中，效用是指对获得一物的满足感、偏好或赋予的价值。药物经济学中的效用指的是患者在接受医疗卫生服务和药物治疗后对健康改善和提高的满意程度，它反映了人们对一个健康状态的选择和偏好（Preference）。基于偏好的效用值体现了人们对一个健康状态所期望获得的程度，代表了患者的主观感受，受年龄、经济收入、教育程度等多种因素的影响。一般死亡的效用值为 0，完全健康状态的效用值为 1。患者的健康状况往往介于 0 到 1 之间，健康状态效用值小于 0，则表示该健康状态是比死亡更糟糕的状态，如癌症患者晚期。

2．效用指标

成本—效用分析中用于反映健康效用的指标包括质量调整生命年（Quality-Adjusted Life Years，QALY）、伤残调整生命年（Disability-Adjusted Life Year，DALY）、挽救年轻生命当量（Saved Young Life Equivalents，SAVEs）、健康当量年（Healthy Years Equivalents，HYEs）等。在药物经济学评价中最为常用的指标是 QALY。本部分主要介绍 QALY。

QALY 是用生命质量效用权重调整患者的实际生存年数所得到的相当于患者处于完全健康状态下的生存年数。QALY 是成本—效用分析的产出测量方法。具体是指实施干预措施而使患者获得的生存年数与反映健康相关生命质量的标准权重（效用值）的乘积。QALY 结合了效用值，是一个能够反映患者偏好的指标。例如，胃癌患者疾病进展时的健康状态效用值为 0.45，而完全健康状态的效用值为 1.0，则在两种健康状态下存活一年的 QALY 分别为 0.45 和 1.0，意味着胃癌患者疾病进展时的满意度仅为完全健康状态下的 45%。

QALY 的计算需要获得患者在每个健康状态的持续时间，还需要每个健康状态的生命质量权重，所需要的质量权重可以利用偏好测量工具或效用量表获得。下面对 QALY 的计算进行实例分析。

[例 3-2] 假设肾细胞癌患者疾病无进展健康状态的效用值为 0.76，在该状态下可活 20 年；疾病进展时健康状态效用值为 0.35，在该状态下可活 15 年。假设在不需要折现的情况下，计算所获得的 QALY。

因此，疾病无进展状态：$0.76 \times 20 = 15.2$ QALY；

疾病进展状态：$0.35 \times 15 = 5.25$ QALY。

3．效用的测量

效用的测量方法包括直接测量法与间接测量法。《中国药物经济学指南及导读（2015 版）》推荐的效用测量方法主要包括：直接测量法中的标准博弈法（Standard Gamble，SG）、时间权衡法（Time Trade-Off，TTO）、视觉模拟评分法（Visual Analogue Scale，VAS）；间接测量法中的欧洲五维健康量表（EQ-5D）、六维健康测量量表（SF-6D）、健康效用指数（Health

Utilities Index，HUI）以及健康质量量表（Quality of Well-Being，QWB）等。

4. 成本—效用比和增量成本—效用比

当采用 QALY 作为产出测量方法时，成本—效用分析的评价指标为成本—效用比和增量成本—效用比。成本—效用比（CUR）表示每增加或减少一个 QALY 所消耗的成本；增量成本—效用比（ICUR）指增量成本除以增量效用（QALY），表示增加一单位的效用（QALY）所消耗的增量成本，可用于评价两个及以上替代治疗方案之间的相对经济性。当采用增量成本—效用比（ICUR）对多个备选方案的经济性进行判定与选择时也需要引入一个阈值（也称为成本—效果阈值），其可以作为判断备选方案是否具有经济性的一个标准。具体方法和步骤与成本—效果分析类似，参见本书中的相应内容。下面结合案例理解增量成本—效用比。

假如，某疾病的治疗方案有两种：方案 A 和方案 B，方案 A 可以使患者在 M 健康状态下存活时间增加 3 年，但 M 健康状态不是完全健康状态，与完全健康状态相比，M 健康状态效用值为 0.6，则方案 A 可以给患者带来 $3 \times 0.6 = 1.8$ QALY；方案 B 可以使患者在 N 健康状态下存活时间增加 2 年，但 N 健康状态的生命质量优于 M 健康状态，效用值为 0.75，则方案 B 可以给患者带来 $2 \times 0.75 = 1.5$ QALY。方案 A 相对于方案 B 的增量产出值为 1.8-1.5=0.3 QALY。假设方案 A 的成本为 10 000 元每人，方案 B 的成本为 6000 元每人，则 ICUR 为：

$$ICUR = （Cost_A - Cost_B）/（QALY_A - QALY_B）=（10000-6000）/（1.8-1.5）$$
=13333 元 / QALY。

（四）成本—效益分析

1. 效益的定义和相关概念

成本—效益分析（Cost-Benefit Analysis，CBA）是药物经济学评价类型之一，是一种将成本和产出均转换为货币单位，对各备选方案进行经济学评价的方法。其特点是成本和产出均用货币表示，并对货币化了的成本和产出进行综合分析，从而对各备选方案的经济性进行比较。

成本—效益分析中相关概念具体包括未来值、现值、折现率、净现值。其中，未来值、现值与折现率已在前面成本的贴现部分进行了介绍，本部分主要介绍净现值。

净现值（Net Present Value，NPV）是把不同时点发生的现金流量（成本或效益），按照给定的折现率折算为现值后，计算效益总现值与成本总现值之间的差值。

计算公式如下。

$$\mathbf{NPV} = \mathbf{B} - \mathbf{C} = \sum_{t=1}^{n} \frac{B_t}{(1+r)^t} - \sum_{t=1}^{n} \frac{C_t}{(1+r)^t} = \sum_{t=1}^{n} \frac{B_t - C_t}{(1+r)^t}$$

其中，NPV 为净现值，B 为效益总现值，C 为成本总现值，B_t 为第 t 年的效益，C_t 为第 t 年的成本，t 为具体的时间（年），n 为总年数，r 为折现率。

药物经济学研究中的净现值可以用于评估卫生技术的经济性。净现值 ＜ 0，说明被评估的卫生技术不具有经济性；净现值 >0，说明被评估的卫生技术具有经济性。净现值越大，说明被评估的卫生技术的效益越大。

2. 效益的分类

类似与成本的分类，医疗卫生技术产生的效益可分为直接效益（Direct Benefit）、间接效益（Indirect Benefit）和无形效益（Intangible Benefit）三类。直接效益是指实施某项卫生技术所导致的健康改善、人均期望寿命的延长以及医疗卫生资源耗费的节约或减少。间接效益是指实施某项卫生技术后，患者健康改善，相应的劳动时间延长所带来的经济效益。无形效益是指实施某项卫生技术所导致的患者身体和精神上痛苦的减少，以及带来的舒适和愉快等。

3. 效益的计量

在药物经济学评价中，直接效益的计量相对较容易，可通过"价格 × 数量"来计算。而间接效益和无形效益由于没有实际的货币交换产生，缺乏明确的市场价格，因此需要通过一定方法进行测量。常用的测量方法包括人力资本法（Human Capital Approach）、摩擦成本法（Friction Cost

Method）和意愿支付法（Willingness To Pay，WTP）。人力资本法又称工资损失法，是用劳动力市场工资收入的损失去估算疾病或过早死亡带来的成本。人力资本法缺点是没有考虑到劳动力的可替代性。摩擦成本法正是考虑到劳动力的可替代性而产生的，主要是指患者离开工作岗位到其他人接替其工作期间（损失的跨度）造成的生产损失或培训新人的上岗成本，损失的跨度即为摩擦期。意愿支付法是指个体为了获得某些商品、服务，或者为避免预期损失而意愿支付的最大金额。意愿支付法通常采用调查的方式，通过构建假想或模拟的市场交易来对非市场物品或服务（如医疗卫生技术）的价值进行评估。

4. 效益—成本比

成本—效益分析的评价指标为效益—成本比（Benefit-cost Rate，B/C），是总效益和总成本的比值，该比值没有单位。根据前述资金的时间价值，计算医疗卫生技术的效益—成本比也应该先进行折现处理，即计算现值之和，然后再进行效益—成本比的计算。效益—成本比的计算公式如下。

$$\frac{B}{C} = \frac{\sum_{t=1}^{n} \frac{B_t}{(1+r)^t}}{\sum_{t=1}^{n} \frac{C_t}{(1+r)^t}}$$

其中，B/C 为效益—成本比，B 为效益总现值，C 为成本总现值，B_t 为第 t 年的效益，C_t 为第 t 年的成本，t 为具体的时间（年），n 为总年数，r 为折现率。

此外，在进行成本—效益分析时，为了更全面反映经济性评价结果，建议同时报告净现值和效益—成本比。

5. 成本—效用分析的效益法转换

在成本—效用分析中，通常是报告增量成本—效果比（ICER），并通过设定阈值，来判断被评估的卫生技术是否具有经济性。当 ICER 的阈值被确定后，我们可以利用阈值将 QALY 转换为货币单位，并与成本进行比较。QALY 转换为货币单位的计算方法就是将 QALY 乘以阈值。这样转换的意义是在阈值水平上，这些 QALY 就等同于这些货币量的效益。具体的计算公式如下。

QALY 转换为货币单位的计算公式为：B=QALY × 阈值；

QALY 转换后的净现值计算公式为：NB= QALY × 阈值 -C；

QALY 转换后的效益—成本比计算公式为：B/C=（QALY × 阈值）/C。

其中，QALY 为质量调整生命年，B 为 QALY 转换后的效益（此时单位为货币），C 为成本，NB 为净现值，B/C 为效益—成本比。

通过该计算方法，可以将成本—效用分析的结果通过阈值转换为净现值，并可以进行进一步的分析。

（五）预算影响分析

目前一个新的医药产品能否进入医保目录，一方面要参考药物经济学评价的结果，更主要的还是要考虑其对医保基金支出的影响。

1. 预算影响分析含义

预算影响分析（Budget-Impact Analysis，BIA）旨在测算纳入新的一个医药产品将对医保支出的综合影响。一般而言，狭义的药物经济学评价主要评估不同干预措施间的经济效率差异（Economic Efficiency），也即孰优孰劣的问题；广义的药物经济学评价可以进行进一步的预算影响分析，估计如果增加新干预措施后，医保开支的可负担性（Affordability）。

2. 预算影响分析与药物经济学评价的区别

药物经济学评价与预算影响分析都是进行完整经济学评价的一部分。药物经济学评价是通过测量干预措施的成本和产出来判断具有经济效率的干预措施；而预算影响分析是通过测量医保基金对新干预措施的可负担性来判断新干预措施是否应纳入医保报销目录。此外，两者在研究角度、目标人群、研究类型、研究时限、成本测量等方面也均有不同。

3. 预算影响分析与医保准入

新的干预措施能否进入医保目录，一方面要参考药物经济学评价的结果，另一方面还要考虑其对医保基金支出的影响，即其预算影响分析结果。

若药物经济学评价得到新干预措施更具经济性，预算影响分析认为医保基金对新干预措施可负担，医保支付方则应该将新干预措施纳入医保报销目录；若药物经济学评价得到新干预措施不具经济性，预算影响分析认为医保基金对新干预措施不可负担，医保支付方不应该将新干预措施纳入医保报销目录；若药物经济学评价和预算影响分析得到的结果相反，医保支付方是否应该将新干预措施纳入医保报销目录学术界目前还没有定论。

4. 预算影响分析的关键要素

（1）预测市场容量：预算影响分析首先需要确定所研究药品的市场容量，即目标药物所治疗领域的患者数量。市场容量应根据疾病患病率（Prevalence）与发病率（Incidence）的变化，以及自然因素（如出生率与死亡率）和迁移因素（如移民与迁徙等）等进行预测。

（2）明确两种市场情形：预算影响分析应该明确两种市场情形，即新干预措施未纳入医保报销目录的市场状态和新干预措施纳入医保报销目录的市场状态。两种情形均应考虑到预期的市场变化，包括其他新干预方式的上市、同类药品的撤市以及替代治疗方式等。

（3）估计市场份额：预算影响分析应该估算目标药物的市场份额，即目标药物所占患者市场的份额。市场份额可参照该疾病领域已发表的权威文献进行估算，也可以依据医保或第三方数据库进行预测。

（4）治疗成本：预算影响分析中目标药物的价格可以通过多种渠道获取，如定价机构、医院、药店、厂商以及权威文献等。计算治疗成本应依据治疗路径，单一用药或多种药物联合的治疗成本应根据两种情形下报销比例的不同而进行调整。

（5）时间范围：预算影响分析的预测时间应根据分析的角度和疾病的类型予以确定，通常在3～5年之间。

（6）敏感性分析：预算影响分析中为评价假设条件导致的不确定性，应在分析中进行单因素或多因素敏感性分析，以评价通过改变模型中一个或多个参数对模型结果产生的影响。以下参数应考虑作为敏感性分析的检验对象：①两种情形下的药品市场份额；②新药从竞争药品中抢占的市场份额；

③刚列入报销目录的药品价格。

七、 药物经济学研究中的决策分析模型

为了实现医药资源的优化配置、高效利用以及健康产出的最大化，需要进行各种各样的决策。怎样对一系列干预措施（诊疗或用药方案）进行选择、判断，从中找出最优方案，离不开定量的决策分析方法。作为定量的决策分析重要工具之一，决策分析模型越来越多地应用于药物经济学研究中。本部分着重介绍药物经济学研究中常见的决策分析模型：决策树模型和马尔科夫模型。

（一）决策树模型

决策树（Decision Tree，DT）模型源于 20 世纪 20 年代出现的博弈论，在 60 年代后期被应用于解决临床问题，目前已经成为较为成熟的决策分析模型之一。在药物经济学评价中，它多用于模拟各个相互可替代的备选方案的短期治疗效果和成本，利用各备选方案在不同治疗阶段的治疗效果和成本来构建决策树的各个分支，进而计算各备选方案的最终成本—效果。

1. 构成要素

决策树由决策节点及决策分枝组成。决策节点用"□"表示，是决策树的起点，同样也是决策树的根。方案节点也称为"机会节点"，通常用"○"表示，说明该方案所遇到的状态。从方案节点引出的分枝称为概率分枝（状态分枝），表示可能发生的各种状态。概率分枝上要写出该事件的具体状态及其发生的概率，此概率称为分枝概率。结果点一般用"△"表示，它表示决策产出值的末端节点，结果节点代表了决策中每个选择的最终结果。在每个结果节点用来测量最终结果的单位（如美元或 QALY）必须是一致的。决策树模型示例如图 3-10 所示。

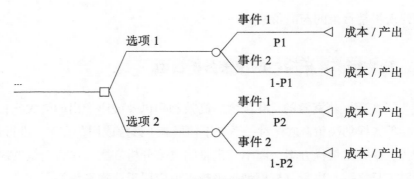

图 3-10　决策树模型

除决策节点和分枝外，决策树模型中的关键概念还包括路径和期望值。决策树中前后不同分枝的组合决定了患者在决策树中的路径。患者通过每条路径的概率称为路径概率。根据路径概率可以得到每条路径的概率加权结果，将某种决策所有路径的加权结果求和便得到某种决策的期望值。

2.模型构建步骤

当明确决策问题、目标人群、研究角度、备选方案及研究时限等问题之后，就可以构建决策树模型了。首先，画出决策树结构；之后估算概率、健康产出和成本；然后计算每种方案的期望值；最后，通过敏感性分析来检验结果的可靠性及假设条件下关键参数的变化，以观察不确定因素在一定范围内变化对预期结果的影响，以此作为决策的依据。在药物经济学评价中，概率通常来自临床试验、文献、数据库或专家建议。健康产出可以从文献、对患者的直接测量或专家判断中获得。成本主要来自本国相关研究文献、医保或医院数据库、临床病例、价格标准或专家意见。

3.模型构建示例

本部分以阿卡波糖与二甲双胍治疗 2 型糖尿病疗效与经济性比较为例，来构建完整的决策树模型。

在本案例中，2 型糖尿病患者有两种备选方案，即阿卡波糖和二甲双胍。每种方案的使用都会产生两种临床反应，即有效和无效。无论对于哪种临床反应来说，又都会产生两种结果，即有不良反应和没有不良反应。本案例中，对疗效指标"药物是否有效"进行赋值，药物有效的疗效赋值为 1 ，药物无效的疗效赋值为 0；成本假设只考虑药物成本。根据上述决策问题的逻辑关系采用 TreeAge Pro 软件画出决策树结构，如图 3-11 所示。

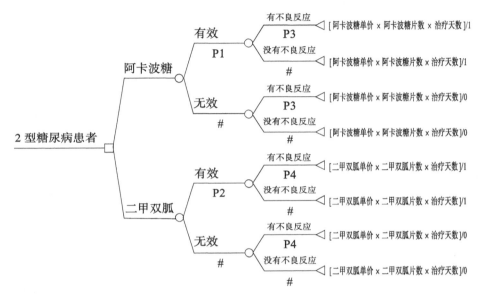

注：采用"#"表示另一路径的概率，其值为 1- 已知路径概率。P1：阿卡波糖总有效率（%）；
P2：二甲双胍总有效率（%）；P3：阿卡波糖不良反应发生率（%）；P4：二甲双胍不良反应发生率（%）

图 3-11　2 型糖尿病治疗的决策树模型

假设阿卡波糖的药物成本为 C1，则 C1= 阿卡波糖单价 × 阿卡波糖片数 × 治疗天数；二甲双胍的药物成本为 C2，则 C2= 二甲双胍单价 × 二甲双胍片数 × 治疗天数。则每种方案的期望成本，仅以图 3-11 的阿卡波糖方案的决策分枝来说明这个计算过程。在阿卡波糖有效情况下，2 型糖尿病患者的期望成本为：

[C1 × P3+C1 ×（1-P3）] × P1

在阿卡波糖无效情况下，2 型糖尿病患者的期望成本为：

[C1 × P3+C1 ×（1-P3）] ×（1-P1）

利用这种折回方法，逐步计算出各方案节点的期望成本，直到计算出最初的决策节点的期望成本。因此，在阿卡波糖方案下的 2 型糖尿病患者的期望成本为：

[C1 × P3+C1 ×（1-P3）] × P1+[C1 × P3+C1 ×（1-P3）] ×（1-P1）

同理，可以求出二甲双胍方案下的期望成本。也可以用这种方法求出各方案的期望效果（效用）。

4. 注意事项及局限性

在构建决策树模型时，需要注意几个问题：①决策树必须保持平衡。临床问题要在风险和收益间进行权衡，因此决策分析要能反映出这种权衡关系。②无嵌入式决策节点。模型中的所有选择都应表达为来自起始节点的明确治疗策略。③决策树必须是对称的。对称是指影响健康结果的所有相关状态在所有的分枝中都应有所反映。因此，树状结构的某些部分会在不同的策略分枝中重复出现。④不需要担心顺序。决策模型中每个分枝下不同产出的顺序是可以变动的。

决策树模型虽然在药物经济学中有着广泛的应用，但仍有许多局限性。比如没有明确的时间变量，使得决策树模型很难评价经济学研究随时间变化的因素，此外，决策树模型不适用于慢性病的模拟，因为这会使模型变得很复杂。

（二）马尔科夫模型

马尔科夫模型（Markov Model）在卫生领域的应用始于 20 世纪 70 年代，用于模拟慢性疾病的发展过程，20 世纪 90 年代后逐渐应用到决策分析和药物经济学评价中。

1. 原理与构成要素

Markov 模型是一种研究系统的"状态"及"状态转移"的工具，也属于一种分析随机过程的方法。Markov 模型适用于模拟具有较多健康状态的长期慢性疾病的进展。例如在乳腺癌症治疗中，有三个状态：复发、未复发、死亡。复发和未复发均会导致死亡，复发和未复发可以互相转移，死亡是最后的状态。此时，可以运用 Markov 模型准确地描述这些长期且复杂的健康状态的转移。

Markov 模型根据研究目的和疾病的自然转归将疾病过程划分为不同的健康状态（Markov States）；并根据各状态在一定时间内相互间的转移概率模拟疾病的发展过程，结合每个状态上的资源消耗（成本）和健康产出，经过多次循环运算（模拟），就可以估计出疾病发展的长期成本与健康产出（QALY）。简单的 Markov 模型示例如图 3-12 所示。

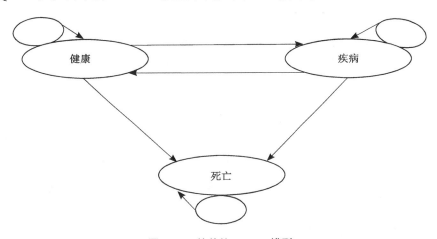

图 3-12　简单的 Markov 模型

图 3-12 是 Markov 模型进行决策分析的原理图，图中的 Markov 状态有 3 种，分别为健康、疾病和死亡。实际应用中可根据具体疾病或干预方案设定不同的状态，如在治疗高血压预防脑卒中的研究中，可设定为高血压、脑卒中、残疾和死亡 4 种状态。图中状态间的箭头表示患者在一个循环周期中可在状态间按着箭头的方向发生转换，也可仍停留在原状态。处于死亡状态的患者不能向其他状态转移，且处于某个既定状态中的患者在一个循环周期中只能做一次状态转移。此外，在 Markov 模型中处于某个状态中的所有患者都有着同样的健康状态预测结果，无论其病史是怎样的。

构建 Markov 模型之前需要两个假设条件：第一，在每个马尔科夫周期（每一个被追踪的时间段）中，各状态之间具有互斥性，一个患者只能处于一种 Markov 状态；第二，疾病模拟过程具有马尔科夫性，即患者从一个状态（状态 A）转移到下一个状态（状态 B）是根据概率随机发生的，与患者进入该状态（状态 A）前所处的状态无关。也就是状态转移过程中第 n 次转移获得的状态值取决于前 1 次（第 n-1 次）转移的结果。

Markov 模型需要以下几个要素：①马尔科夫状态，Markov 模型假设患者总是处于有限的健康状态中的一个，这些健康状态即被称为马尔科夫状态。为了使马尔科夫过程能够终止，模型中必须至少包括一个能使患者不能继续发生转移的状态（如死亡），这个状态被称为吸收状态。②周期长度，即患者从一个健康状态转移到下一个健康状态之间的时间。③转移概率，患者从一个健康状态转移到另一个健康状态时所依据的概率。

2. 模型构建步骤

Markov 模型的构建主要包括几个基本步骤：第一，设立马尔科夫状态，并确定可能的状态转移。在 Markov 模型中，研究者需要根据临床专业知识，如疾病的自然病程将整个病程划分为不同的马尔科夫状态。然后基于临床信息确定状态间可能的转移。此外，有些疾病的 Markov 模型还需要设立临时状态，这些状态只能向其他状态转移而不能转移到它们自身。第二，设立适宜的周期长度和循环次数。周期的长度取决于所模拟的疾病性质，确保长度的选择具有临床意义。循环次数也取决于临床意义。通常，模型循环到患者的自然生存期结束或者直到特定比例的队列人群进入吸收状态。第三，确定各状态间的转移概率。各状态间的转移概率通常可以从四个方面获得，即相关临床研究、流行病学研究结果、文献以及专家调查。当获得的转移概率的时间单位与所研究周期长度不一致时，如获得的恶性肿瘤的 5 年生存率，此时不能将其简单地除以 5 来获得每年的平均生存率，而应该根据相关公式进行换算。第四，对每个健康状态赋予成本和健康产出。每个健康状态的成本通常是指处于该状态时用于这种治疗或干预的资源消耗。通常来源于本国的相关调查研究、研究文献、数据库、临床病例、价格标准或专家意见等。健康产出通常以质量调整生命年（QALY）作为产出指标。第五，计算成本和健康产出。根据每个循环周期内各状态的概率分布，计算出患者在每个周期

内存活的时间 T_s，然后结合各状态的健康效用值 U_s 和成本 C_s，计算出每个循环周期内的 QALY 和 C。

3. 半循环校正

在实际中，疾病状态间的转移往往是发生在整个周期之中，因此，假设仅在周期的开始或结束发生状态转移并计算队列中的转移人数是有偏误的。为了更加准确地模拟疾病的转移过程，有时需要进行半周期校正。如果在周期开始时计算队列中的人数，为了准确地反映状态转移的连续性，假设状态转移均发生在每个周期的中间，进行半周期校正时则须在循环开始时增加半个周期来纠正偏误。如果在周期结束时计算队列中的人数，此时若模拟在队列到达吸收状态之前结束，则必须通过减去 0.5 个周期来校正模拟结束时依然生存的人数。

4. 模拟方法

Markov 模型中，通常使用的模拟方法有两种，即队列模拟和蒙特卡罗模拟。

（1）队列模拟：队列模拟可以在整体水平上模拟疾病进展。队列模拟使用一组假设的患者（队列），这些患者通常在同一健康状态进入模型。在每个循环结束时，队列中的一部分患者会依据转移概率从这些状态中转移进入另外的状态。经过多次循环，各状态就产生了新的队列分布，队列模拟一直运行到所有初始队列患者都处于死亡状态为止。通过队列模拟可以计算累计效用和累计成本，它们会被用于最终成本—效果分析。

（2）蒙特卡罗模拟：蒙特卡罗模拟是一种基于"随机数"的计算方法，其考虑了患者水平数据的不确定性。在蒙特卡罗模拟中，每次模拟队列中的一个人，即一个时间只有一个患者发生状态转移。比如，以 QALY 为研究指标，蒙特卡罗模拟可以计算样本中所有患者的 QALY 的平均数便可以得到整个样本人群的 QALY。如果样本量足够大，结果可能会与队列模拟得出的结果接近。

与队列模拟相比，蒙特卡罗模拟可以针对模型中的每个个体，把此患者的过去信息包含进来，这体现了蒙特卡罗模拟相对于队列模拟的重要优势，即蒙特卡罗模拟不必针对整个人群来扩展马尔科夫状态的数目。

5. 模型构建示例

结合 Markov 模型构建的步骤，本部分将采用 TreeAge Pro 软件构建 Markov 模型。以治疗伊马替尼耐药的慢性粒细胞白血病（CML）的 A 药与 B 药为例，构建 CML 患者治疗的 Markov 模型。首先绘制 CML 患者的疾病进展过程（图 3-13）。构建的 Markov 模型如图 3-14 所示。成本与健康产出的计算与分析可以参考接下来的药物经济学研究临床应用案例部分。

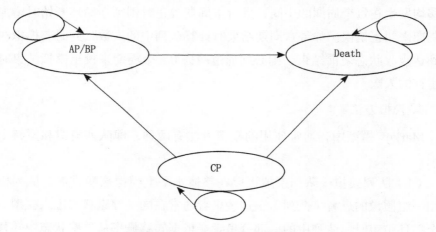

图 3-13　CML 患者疾病进展模型

6. 局限性

Markov 模型有两个局限性。第一，Markov 模型假设转移概率仅取决于当前健康状态，而与过去的健康状态以及时间变化无关，这是模型的主要局限。第二，模型假设处于某个健康状态的所有患者都是完全相同的，即将健康状态描述为一个同质化人群。这使模型忽略了由于个体差异产生的相关偏倚，使得模型在方法学上存在异质性的挑战。

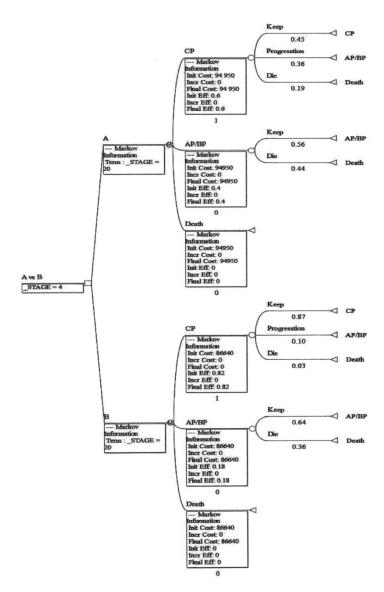

注：CP：慢性期；AP/BP：急性期/爆发期；Death：死亡；Keep：维持；Progression：

进展；Die：死亡

图 3-14　CML 患者 Markov 模型

八、 真实世界证据研究在药物经济学研究中的应用

作为促进医疗卫生资源合理配置和有效使用的重要手段之一，药物经济学研究在新药定价、市场准入、临床合理用药和医疗保险药品目录筛选等诸多方面具有重要的参考和指导作用。

以往药物经济学评价的研究是建立在成本—效果分析的基础上，通过随机对照临床试验或观察分析的方法，比较新药与对照药品或标准疗法的临床疗效和成本差异，通过增量效果成本比值（ICER）来评价新药是否值得列入医疗保险来补偿。药物经济学研究一般伴随临床Ⅱ期或Ⅲ期试验进行。近年来随着大量创新药物的上市，以及可能出现药物安全性的问题，上市后临床Ⅳ期的研究得到了重视，从临床疗效（Efficacy）的研究进入临床效果（Effectiveness）的研究，也就是所谓药物上市后的真实世界研究，从大数据分析中来收集真实世界的证据。

真实世界研究（Real World Study, RWS）起源于实用性的临床研究试验，简单的可以理解为非 RCT 研究。通过开展 RWS 可以在真实世界条件下获得大量的真实世界数据。

关于真实世界数据的定义，不同组织或机构基于不同角度，对其定义描述存在一些差异，但本质是相同的，即真实世界数据（Real World Data, RWD），是指研究数据来自真实医疗环境，反映实际诊疗过程和真实条件下的患者健康状况，区别于传统的临床试验。一些权威机构和组织，如美国食品药品监督管理局（FDA）、国际药物经济学与结果研究协会（ISPOR），将真实世界数据定义为除传统临床试验以外的数据。根据以上定义，真实世界数据的来源非常广泛。这些不同来源的数据包括医院电子病历、医保报销数据、基因数据以及医保理赔数据库、公共卫生调查与公共健康监测（如药品不良事件监测）、出生/死亡登记项目等。且识别真实世界数据的关键与是否随机或干预无关，而在于其是否从真实的环境中获取。

真实世界数据不等于真实世界证据。美国食品药品监督管理局（FDA）将真实世界证据（Real World Evidence, RWE）定义为"医疗产品通过真实

世界数据分析得到的关于使用和潜在收益或风险的临床证据"。通过在真实环境下获取的多种数据来评价某种治疗措施对患者健康的真实影响。

与传统的 RCTs 相比，基于真实世界证据（RWE）开展的研究能够更好地反映实际情况，外推性更强。而且真实世界的证据还可以用来填补随机对照试验中没有的治疗或剂量留下的空白。

目前，RWE 已被广泛用于医疗和卫生各个领域，包括医疗产品的评估和政策制定（如药监和医保决策）、疾病临床研究（如患者诊断、预后等）、辅助疾病管理和临床决策（如临床决策辅助系统和临床指南）、促进医疗质量等领域。虽然基于真实世界证据开展的药物经济学评价能够反映更加接近实际的情况，但真实世界证据也存在一定的局限性，如所依据的真实世界数据存在数据质量难以保证、标准化程度低、混杂因素较多以及数据记录不全面、不系统等局限性，故使用其进行药物经济学评价时，需要注意采用适宜的统计学方法消除偏倚，发挥真实世界证据的优势。此外，还需要制订规范和指南来指导真实世界的研究，以减少结果的偏倚。不过，随着未来真实世界数据（RWD）的收集不断智能化，会形成更多高质量的真实世界证据（RWE），基于高质量的 RWE 开展的药物经济学研究，可以为基本药物和医保目录遴选提供更加真实的证据。总之，真实世界证据已成为药物经济学未来重要的研究方向。

参考文献

[1] DRUMMOND M F, SCULPHER M J, TORRANCE G W, et al. Methods for the Economic Evaluation of Health Care Programmes[M]. Oxford：Oxford University Press，2005.

[2] JANODIA M，PATEL A，UDUPA，N. Pharmacoeconomics and its Applications – Emerging Role in India[J]. Value in Health the Journal of the International Society for Pharmacoeconomics & Outcomes Research，2014，17(7)：A796.

[3] 孙利华. 药物经济学 [M]. 3 版. 北京：中国医药科技出版社，2016.

[4] 吴久鸿. 药物经济学 [M]. 北京：高等教育出版社，2017.

[5] 孙利华，田雪莹. 利用药物经济学指导药品定价 -- 完善药品定价方法 [J]. 中国药房，2004，15（9）：545-546.

[6] 孙利华，田雪莹. 利用药物经济学指导药品定价 -- 对经济性不同的药品区别定价及有效管理 [J]. 中国药房，2004，15（10）：609-611.

[7] FIRTH B G, COOPER L M, STEVE FEARN. The appropriate of cost-effectiveness in determining device coverage：a case study of drug-eluting stents [J]. Health Affairs，2008，27（6）：1577-1586.

[8] MICHAEL DRUMMONDC M D, DOMINIQUE DUBOIS F, GARATTINI L, et al. Current Trends in the Use of Pharmacoeconomics and Outcomes Research in Europe[J]. Value in Health，2002，2（5）：323-332.

[9] Australian Government Department of Health and Ageing Pharmaceutical Benefits Advisory Committee. Guidelines for preparing submissions to the pharmaceutical benefits advisory committee. http：//www. health. gov. au/internet/main/publishing. nsf/Content/AECB791C29482920CA25724400188EDB/$File/PBACA. 3. 2（01DEC08）. pdf.

[10] Canadian Agency for Drugs and Technologies in Health. Common drug review submission guidelines for manufacturers. httt：//www. link. springer. com/article/10. 1186%2F1478-7547-11-31.

[11] National Institute for Health and Clinical Excellence. Single technology appraisal specification for manufacturer/sponsor submission of evidence[C]. London：NICE,2009.

[12] National Institute for Health and Clinical Excellence. Guide to the single technology appraisal process[C]. London：NICE,2009.

[13] 陈柳婷，陈永法. 药物经济学评价在医保报销决策中的应用 [J]. 卫生经济研究，2016（6）：29-32.

[14] 董朝晖，钟军，DONG Zhao-hui，等. 药物经济学评价在医保支付中应用的国际经验 [J]. 临床药物治疗杂志，2014，12（s1）：17-20.

[15] 《中国药物经济学评价指南》课题组 . 中国药物经济学评价指南（2011 版）[J]. 中国药物经济学，2011（3）：8-11，13-50.

[16] DIXONTHOMAS，MICKAEL HILIGSMANN，DENNYJOHN，et al. Chapter 18 - Pharmacoeconomic Analyses and Modeling[J]. Clinical Pharmacy Education，Practice and Research，2019，261-275.

[17] HAY J W，SMEEDING J，CARROLL N V，et al. Good research practices for measuring drug costs in cost effectiveness analyses：issues and recommendations：the ISPOR Drug Cost Task Force report--Part I. [J]. Value in Health the Journal of the International Society for Pharmacoeconomics & Outcomes Research，2010，13（1）：3-7.

[18] JACOBS P，FASSBENDER K. The measurement of indirect costs in the health economics evaluation literature. A review[J]. Int J Technol Assess Health Care，1998，14（4）：799-808.

[19] 刘国恩 . 中国药物经济学评价指南及导读 [M]. 北京：科学出版社，2014.

[20] 张楠，石学峰，吴晶，等 . 增量成本效果比在卫生技术评估中的应用 [J]. 中国卫生政策研究，2012，5（2）：64-68.

[21] SHIROIWA T，SUNG Y K，FUKUDA T，et al. International Survey on willing to pay（WTP）for One Additional QALY Gained：What is the Threshold of Cost Effectiveness？[J]. Health Economics，2010，19（4）：422-437.

[22] 宗欣，译者，吴晶，等 . 质量调整生命年：基础知识 [J]. 中国药物经济学，2009（5）：77-85.

[23] 朱虹，马爱霞，等 . 质量调整生命年（QALY）的相关问题探讨 [J]. 中国合理用药探索，2011，08（1）：32-34.

[24] 官海静，徐菲，刘国恩 . 基于 EQ-5D 量表的质量调整生命年计算方法探讨 [J]. 中国卫生经济，2015，34（10）：5-8.

[25] 徐涵，黄卫东，刘国祥，等 . 成本—效用分析中效用值的测量方法 [J]. 中国卫生经济，2016，35（1）：28-30.

[26] 蒯丽萍，张钧 . 药物经济学的成本—效益分析 [J]. 药学实践杂志，2005，23（5）：316-320.

[27] 刘勤. 卫生经济学常用评价方法浅析 [J]. 中国现代医学杂志，2009，19（12）：1913-1915.

[28] ROBINSON，RAY. Cost-benefit analysis. [J]. Bmj，1993，307（6909）：924-6.

[29] Canadian Agency for Drugs and Technologies in Health (CADTH). Guidelines for the Economic Evaluation of Health Technologies：Canada [M]. 3rd Edition. 2006.

[30] MAUSKOPF JA，SULLIVAN SD，ANNEMANS L，et al. Principles of Good Practice for Budget Impact Analysis：Report of the ISPOR Task Force on Good Research Practices—Budget Impact Analysis [J]. Value Health. 2007; 10（5）：336-347.

[31] 胡善联. 预算影响分析与药物经济学分析 [J]. 中国药房，2004，15（3）：158-161.

[32] NEUMANN PJ. Budget impact analyses get some respect [J]. Value Health. 2007; 10（5）：324-5.

[33] MARSHALL D A，DOUGLAS P R，DRUMMOND M F，et al. Guidelines for Conducting Pharmaceutical Budget Impact Analyses for Submission to Public Drug Plans in Canada[J]. Pharmacoeconomics，2008，26(6)：477-495

[34] 曹燕. 决策分析模型在药物经济学中的应用 [J]. 中国药房，2007，18（8）：561-564.

[35] STAHL J E. Modelling Methods for Pharmacoeconomics and Health Technology Assessment[J]. Pharmacoeconomics，2008，26（2）：131-148.

[36] PHILIPS Z，GINNELLY L，SCULPHER M，et al. Review of guidelines for good practice in decision-analytic modelling in health technology assessment[J]. Health Technology Assessment，2004，8（36）：iii-iv，ix-xi，1-158.

[37] 王倩，金丕焕. Markov 模型在卫生经济评价的应用 [J]. 中国卫生统计，2000，17（2）：86-88.

[38] 谭重庆，彭六保，曾小慧，等. 药物经济学评价 Markov 模型实例解析 [J]. 中国医院药学杂志，2015，35（18）：1690-1693.

[39] SIMON，DE，LUSIGNAN，et al. Creating and using real-world evidence to

answer questions about clinical effectiveness[J]. Journal of Innovation in Health Informatics. 2015，22（3）：368.

[40] LAWRENCE BLONDE 1，KAMLESH KHUNTI，STEWART B HARRIS，et al. Interpretation and Impact of Real-World Clinical Data for the Practicing Clinician. Advances in therapy，2018. 35（11）：1763-1774.

[41] 孙鑫，谭婧，唐立，等. 重新认识真实世界研究 [J]. 中国循证医学杂志，2017（02）：8-12.

[42] ISPOR Connection. Real-life data：A growing need. (Accessed on Jan 23，2017). Available at：http：//www. ispor. org/News/ articles/Oct07/RLD. asp.

[43] U. S. Department of Health and Human Services，Food and Drug Administration，Center for Devices and Radiological Health，Center for Biologics Evaluation and Research. Draft Guidance for Industry and Food and Drug Administration Staff-Use of Real-World Evidence to Support Regulatory Decision-Making for Medical Devices. (Accessed on Jan 23，2017) Available at：http：//google2. fda. gov/search ?q=real+world+study&clientFDAgov& siteFDAgov&lr&proxystlesheet=FDAgov&r equirefields=archive%3AYes&outputxml_no_dtd&getfiels=*.

[44] SUN XIN,TAN JING,TANG LI et al. Real world evidence：experience and lessons from China. [J] . BMJ，2018，360：j5262.

[45] 刘雪丽，韩晟，官海静，等. 基于真实世界数据开展药物经济学评价 [J]. 中国研究型医院,2017,4(03)：24-27.

[46] 徐菲，刘国恩. 真实世界研究与药物经济学评价 [J]. 中国药物经济学，2015（10）：8-10,22.

[47] SHIRLEY V WANG，SEBASTIAN SCHNEEWEISS，JDSHUA GASNE，et al. Using Real-World Data to Extrapolate Evidence From Randomized Controlled Trials. Clinical Pharmacology & Therapeutics，2019. 105（5）：p. 1156-1163.

[48] 孙鑫，谭婧. 真实世界证据助推药械评价与监管决策 [J]. 中国循证医学杂志，2019，19（5）：521-526.

（王　雁　李　一　熊腾滨）

第六节　系统评价和 Meta 分析

一、医学系统评价和 Meta 分析简介

（一）系统评价定义、作用和目的

定义：系统评价一词始创于 1976 年，这是一个运用科学的方法控制偏倚，对某一具体临床问题的所有相关文献进行系统地组合、批判性评估及数据合成，即按照预先规定标准收集当前最佳证据，以回答特定研究问题的研究方法，其中包含以下关键元素：明确的研究问题和目标，预先定义的合格标准，清晰、可重复使用的方法，系统化的检索策略，对纳入研究的真实性进行评估、整合和呈现纳入研究的结果，最后形成结论。

系统综述可以分为定量分析和定性分析，定量分析指采用了定量合成的方法对资料进行统计学处理也称为 Meta 分析；而未使用统计学方法进行数据合并的系统综述则称为定性的系统综述。基于高质量的随机对照试验（Randomized Controlled Trials，RCTs）的 Meta 分析作为最高级别证据而言，Meta 分析在医学研究领域受到了日益广泛的重视，其也是药物、医疗器械及卫生决策等重要的证据来源之一。但是必须明确的是：Meta 分析必须在系统评价的背景下进行，才能提供可靠的结果来指导临床决策。

作用：系统评价 /Meta 分析在综合现有的证据体时，其针对不同研究问题可能会发挥不同的功效与作用。目前，主要体现以下几大作用。

1. 全面评价现有证据体

系统评价将独立而不同的研究整合起来进行总结并帮助人们理解证据，做出临床决策。与逐一复习不同研究相比，系统评价优势明显，受作者主观影响小，结论偏倚小，因此，设计严谨的系统评价系获得综合结论的有力武器。

2. 解决研究间证据体差异性

在医学领域，往往由于各种混杂因素或真实结果差异，导致不同研究间可能存在差异。传统的综述可能无法全面或定量给出一个明确回答，而系统评价/Meta 分析则可综合这一系列问题，将有助于解决临床实践中尚不确定的问题，探索临床实践中的差异，明确目前临床实践的合适性，强调哪些需要进一步开展研究。

3. 提出新的问题或解决方案

系统评价在确认和解释临床研究结果中作用不容忽视。换句话说，如果一项设计严谨的系统评价表明 A 药优于 B 药，我们可以认为这一结论是正确的，而且无须就这一问题做进一步研究。几种药物干预研究，系统评价有助于证实特定药物在治疗某些疾病的作用，释然单项研究可能带来的疑虑。此外，针对某一问题的系统回顾要求严格检查不同研究中使用的研究方法，以便进一步评价研究数据。这也有助于识别这些临床研究中方法学上的缺陷，从而有助于提高将来研究的质量。

目的：系统评价/Meta 分析目的就是通过增加研究数量，扩大样本量，从而增加统计效能，综合某领域存在差异性的研究，得出高质量的结果与明确的结论，为临床实践提供可靠的证据依据与参考。

（二）常见 Meta 分析的类型

基于不同原始数据的合并，Meta 分析也分为不同的系统评价类型。依据不同数据类型来分的话，主要分为以下几种。

1. 单组率 Meta 分析

单组率 Meta 分析是指用于研究患病率、检出率、知晓率、病死率或感染率等这一类 Meta 分析。

举例（图 3-15）：在道路交通事故幸存者中，有多少会患上创伤后应激障碍？

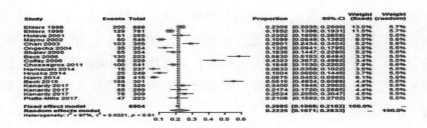

图 3-15　单组率 Meta 分析示例

2. 干预类 Meta 分析

干预类 Meta 分析是比较两种干预措施间有效性、安全性及经济性的差异，其常应用于药物、器械及治疗方案等领域，也是目前最为常见、应用最为广泛的 Meta 分析类型。

举例（图 3-16）：PEG 与乳果糖在儿童便秘治疗中的比较。

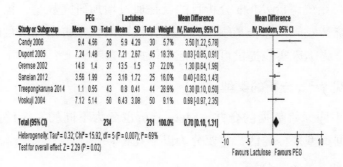

图 3-16　干预类 Meta 分析示例

3. 网状 Meta 分析

在临床实践中，若有一系列的药物可以治疗某种疾病，但与之相关的随机对照临床研究均是药物与安慰剂的对照，药物之间的随机对照临床研究很少或者没有，那么在这种情况下，就需要将间接比较与直接比较的证据进行合并，即行网状 Meta 分析。网状 Meta 分析是对当前某一疾病（或情形）

的三种或以上干预措施（诊疗方案）的有效性、安全性或经济性等结局，给出优劣排序结果，从而为临床提供最佳的决策方案，帮助指导临床实践。目前，随着医疗技术的不断发展与人类对疾病的认知不断深入，网状 Meta 分析的应用越来越广泛。

举例（图 3-17）：不同益生菌方案在抗生素相关性腹泻中的疗效分析。

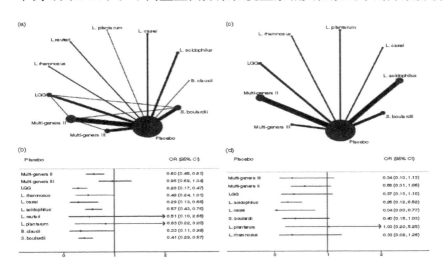

图 3-17　网状 Meta 分析示例

4. 诊断性 Meta 分析

诊断性 Meta 分析主要是为评价某种诊断措施对目标疾病的准确率，多为对目标疾病的灵敏度（sensitivity）、特异度（specificity）进行评价，并报道似然比、诊断比值比等，常应用于不同诊疗方案间比较。诊断性 Meta 分析与一般的随机对照试验的 Meta 分析不同，选择的文献要有明确的诊断金标准，并可直接或间接获得诊断试验的真阳性数、假阳性数、假阴性数、真阴性数等原始数据。

举例（图 3-18）：非侵入性生物标志物预测乙型肝炎相关显著纤维化和肝硬化的有效性分析。

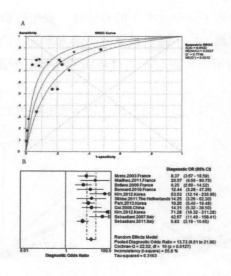

注：（A）Fibro Test 试验的 SROC 曲线；（B）FibroTest 试验的诊断优势比

图 3-18　诊断性 Meta 分析示例

5. 预后 Meta 分析

预后 Meta 分析主要是侧重于评价两种治疗方案对某一种疾病的干预后有效性的观察与评价，常应用于肿瘤患者的长期生存率或死亡率等。

举例（图 3-19）：乳腺癌合并糖尿病患者中应用二甲双胍对总体生存率的预后分析。

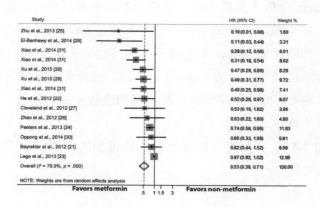

图 3-19　预后 Meta 分析示例

6. 不良事件 Meta 分析

不良事件 Meta 分析主要是研究两种干预措施或方案的安全性问题。由于数据的特殊性，该类 Meta 分析对于模型选择与数据处理应当较为谨慎。

7. 个体数据（IPD）Meta 分析

常规 Meta 分析是直接利用已经发表的研究结果来进行合并，而个体数据 Meta 分析则是通过从原始研究作者那里获取每个参与者的原始数据，并对这些原始数据来进行合并。由于对原始数据的苛刻，该类型 Meta 分析应用与推广往往受限。

二、系统综述的选题和研究方案

（一）构建临床问题

与其他任何研究一样，制作系统评价首要和最重要的是确定研究的焦点，也就是清晰地勾勒出系统评价所要回答的问题。构建问题不但是查找证据的第一步，而且提出一个好的、可回答的问题本身就是循证医学实践的第一步；提出一个好的问题，用可靠的方法回答该问题有助于保障临床研究质量，有助于制订证据收集的策略，提高解决临床问题的针对性；构思完善的问题将指导系统评价过程的多个方面，包括确定合格标准、检索研究、从纳入研究中收集数据和提交结果。

一个良好定义的问题对于系统评价是非常关键的，详尽描述系统评价问题需要考虑几个关键要素：研究对象（纳入人群）、干预措施（或暴露组）、对照措施（或非暴露组）、结局指标（观察指标）及研究设计（原始研究类型），即 PICOS（Participants Interventions Comparisons Outcomes and Study design）原则。研究设计时，需要对于 PICOS 每个部分进行详细说明与定义。例如，某系统评价关注治疗某期乳腺癌的干预措施的比较，则会明确定义疾病的分期和严重程度。

临床问题的类型常见于以下几种。

诊断问题：涉及怎样选择一个与诊断有关的检查、检测或检验方法等。

治疗问题：涉及怎样为所诊治的患者选择一个利大于弊、价有所值的治疗措施等。

预后问题：涉及怎样去估计患者可能出现的临床进程和预测可能发生的结局等。

病因问题：涉及怎样去辨别引起疾病的原因等。

回答各类临床问题的研究类型如表 3-15 所示。

表 3-15 各类临床问题的最佳研究类型建议

临床问题类型	最佳研究类型建议
诊断或检查问题	前瞻性、盲法与金标准对照的研究
治疗问题	随机对照临床研究 > 队列研究 > 病例对照研究 > 病例系列报道
预后问题	队列研究 > 病例对照研究 > 病例系列报道
预防问题	随机对照临床研究 > 队列研究 > 病例对照研究 > 病例系列报道
病因问题	随机对照临床研究 > 队列研究 > 病例对照研究 > 病例系列报道
费用问题	经济学分析

（二）系统评价的注册

2010 年，国际循证医学大家 Sharon Straus 和 David Moher 联合发文呼吁所有的系统评价 /Meta 分析都应该进行注册，以达到减少其发表偏倚、促进制作过程的透明化和合作化的目的。进行注册不仅有利于提高 Meta 分析的质量，还能避免重复工作造成的宝贵的人力及物力浪费。

当前，Meta 分析可在 Cochrane 协作网（http：//www.cochrane.org/）相关的小组注册，亦可在 PROSPERO（International prospective register of systematic reviews；http：//www.crd.york.ac.uk/prospero/）注册。比较而言，Cochrane 协作网注册更为严格、烦琐，当前只接受随机试验、诊断准确性研究和方法学的 Meta 分析；PROSPERO 是开放注册平台，批准周期 3 个月左右，当前接受治疗、预防、诊断、监测、危险因素和遗传关联的 Meta 分析注册。

（三）研究方案确定

1. 制订纳入排除标准

纳入与排除标准是临床试验方案中极为重要的部分，直接影响研究者选择合适的受试者，影响试验的科学性和严谨性。纳入排除标准的制订需要严格依据 PICOS 原则来进行，在随着预实验的进行也可做简单的微调，以保证最终整体试验科学性与有效性。

纳入与排除标准两个往往密不可分，但又有所不同。通常认为，纳入标准应当是指能够入组的基本条件，而排除标准应该是在符合纳入标准基础上的其他不满足试验要求的特殊情况。两者相互补充，共同影响整体试验的混杂，确保研究科学有效。

纳入标准应包括：①各研究假设和研究方法相似；②有研究开展或发表的年限；③各研究对样本大小有明确规定；④各研究中患者的选择和病例的诊断及其分期有明确标准，干预和对照的措施明确；⑤如研究报告可提供 OR（RR、率差、HR）及其 95% 可信区间，或可转化为 OR（RR、率差、HR）及其 95% 可信区间；如为计量资料仍可提供均数、标准差和样本量等。

排除标准是在纳入基础上的排除。

2. 文献检索

为了确保医学证据的科学性，一般从医学文献数据库进行信息获取。从中不仅可以检索各种信息，而且可以进行整理、分析与统计。现阶段，数据库已包含各地著名的数据库系统，比如国际医学界公认最权威的生物医学文献数据库——MEDLNE 数据库、CBM-disc 中国学术期刊全文数据库、荷兰医学文献数据库等，这些都是 EBM 证据的获取渠道。目前，国内最为常用的是万方数据库和 CNKI。

对于生物医学领域而言，PubMed、Embase 与 Cochrane Library 是目前应用最为广泛的三大文献检索平台，几乎涵盖了生物医学及药理学各领域的相关重要文献，是医学专业人员进行全面、无偏差文献检索使用频率较高的数据库。三大检索平台分别具备以下特点：PubMed（http：//www.ncbi.nlm.nih.gov/PubMed/）是美国国立医学图书馆（National Library of Medline，NLM）建立和维护的基于 Web 平台的生物医学文献检索系统，使用《医学主题词表》（Medical Subject Headings，MeSH）作为主题标引工具。主要包括临床研究分类（Clinical Study Category）、系统评价（Find Systematic Reviews）和医学遗传学（Medical Genetics）。其中 Clinical Study Category 可通过内置的"过滤器"查询疾病的病因、诊断、治疗、预后以及临床预测指南等 5 个方面的文献，Find Systematic Reviews 用于检索系统评价、Meta 分析、临床试验评论以及循证医学方面的文献，Medical Genetics 提供检索医学遗传学方面的文献。Embase 是 Elsevier 推出的生物医学和药理学文摘数据库，使用 Emtree 医学主题词表进行标引。Embase 的生物医学记录与 MEDLINE 特有的记录相结合，覆盖了 95 个国家和地区的 8500 多种期刊论文的文摘信息，尤其收录了大量欧洲和亚洲的生物医学和药理学期刊。Cochrane Library（Cochrane 图书馆）是 the Cochrane Collaboration 的主要产品，目前由 John Wiley & Sons 国际出版社出版。其共包括以下 7 个子数据库：The Cochrane Database of Systematic Reviews（CDSR 或 Cochrane Reviews，Cochrane 协作网系统评价数据库）、The Database of Abstracts of Reviews of Effects（DARE 或 Other Reviews，效果评价文摘库）、The Cochrane Central Register of Controlled Trials（CENTRAL，Clinical Trails Cochrane，临床对照试验中心注册数据库）、The Cochrane Methodology Register（CMR，Methods Studies，Cochrane 方法学注册资料数据库）、The Health Technology Assessment Database（HTA，Technology Assessments，卫生技术评估数据库）、The NHS Economic Evaluation Database（NHSEED，Economic Evaluations，英国国家卫生服务部卫生经济评价数据库）及 The Cochrane Collaboration（Cochrane 协作网与协作网各专业组）。

如通过主题词检索和基本检索两种检索途径，对比分析两种数据库的检索效果，得出 PubMed 查准率更高、Embase 查全率更高；用主题词扩展检索功能对两个平台进行选词测试，比较分析检索效率，从而为用户检索

MEDLINE 选取最佳检索平台提供依据和参考；对 PubMed 和 Embase 的主题标引进行对比研究，发现 Emtree 标引粒度更细，MeSH 标引更规范；针对循证医学证据的检索，对 PubMed 和 Embase 进行分析，得出 PubMed 和 Embase 是相辅相成的，同时检索两个数据库可以全面有效地获得临床医学研究成果和数据，避免系统评价中的选择偏倚；而 Cochrane Library 则只收录相应的 RCTs 原始试验与系统评价 /Meta 分析的证据。

灰色文献是指由政府、大学、商业机构以及企业发表的纸质和电子文献，这些文献发表不受商业出版社控制，文献发表也非这些组织的主要目的。大部分生物医学灰色文献包括大会报告、会议纪要、通信、学位论文、内部期刊、委员会报告等。然而最重要的，也是最易获得的可供系统评价的资料是些已发表的摘要和学术报告。当然，灰色文献过多遗失可能会对结果产生一定的影响，因此，为了尽可能地减少检索所带来的偏倚，应当尽可能获取相关的灰色文献。

3. 数据提取

我们可以通过设计一个数据提取表来收集和提取数据资料，以及判断收集数据的可靠性。

数据提取方式：为缩小误差和减少潜在偏倚，强烈建议评价者应一人以上提取每个研究报告数据。至少当涉及包括主观解释和对结果阐述重要的信息（例如，结局数据）时应当至少两人独立提取。按照遴选程序执行，数据提取者最好来自互补（交叉）学科。例如，一个方法学家和一个主题领域的专家。重要的是，所有参与数据提取的人都应练习过使用这个数据提取表格，如果提取表由别人设计，数据提取者则应接受适当的培训。

数据提取工具：数据提取表，其设计原则包括三个方面。

（1）公开透明：应结合系统评价的目的设计数据提取表。

（2）完整性：包含文献来源信息，文献的外部、内部特征，辅助信息。

（3）可操作性：初始数据提取表的预试、条目筛选。

数据提取内容：提取纳入文献的数据信息包括基本信息、研究特征、研究结果等内容，表 3-16 列出了数据提取表的内容。

表 3-16 数据提取表主要内容

	研究名称	干预方法	干预组的总数量：每种干预及比较
来源	报告名称		结局和时间点（包括收集时间和报告时间）
	综述作者名称	主要结局指标	结局定义（结合诊断标准）
资格	确认评价资格		测量单位（如果相关）
	排除的原因		评分标准：上限和下限以及高分还是低分更好等
研究方法（用于偏倚风险评估）	研究设计	结果	每个干预组分配的病例数
	总体研究期限		样本量（每项结果）
	序列的产生		丢失病例（每项结果）
	分配序列隐藏		每个干预组的数据摘要（比如二分类资料用 2×2 表格；连续资料用平均值和标准差）（每项结果）
	盲法		用置信区间预估效应；P 值（每项结果）
	其他相关偏倚		亚组分析
研究对象	总数量（必须填写）	其他辅助信息	资金来源
	分组（必须填写）		研究者的关键结论
	诊断标准（必须填写）		研究者的混杂评价
	年龄（必须填写）		其他相关研究的参考文献
	性别（必须填写）		通讯要求
	国家（必须填写）		
	伴随疾病（选择填写）		
	社会人口统计资料（选择填写）		
	种族（选择填写）		
	研究日期（选择填写）		

　　系统评价也是一个独特的学习经历，独特之处在于并不依赖于原论文的结果：反复阅读论文后可以发现一些初次阅读时被忽视的新论点，可以体会科学语言的技巧，可以发现字里行间作者未道明的含义，甚至发现被作者为避免可能的结论歧义而故意遗漏掉的一些数据。换句话说，系统评价可以帮助我们学到很多关于如何阅读、如何写作科学论文的知识。

　　4. 偏倚风险评估

　　偏倚是研究结果或统计推断中的一种系统误差，或与真实值的偏差。偏倚有一定方向性，不同偏倚可导致低估或高估干预措施的真实效应。无论纳入研究的差异是来自研究结果或真实性，评估系统评价中所有纳入研究的偏倚风险都是很重要的。例如，纳入研究的结果趋于一致，但所有研究都可能存在缺陷。在这种情况下，系统评价的结论不可能与纳入研究的设计和实施严格且结果趋于一致的系统评价所得出的结论有同样的说服力。

随机试验结果的真实性取决于避免潜在偏倚的程度。评估每个纳入研究结果的偏倚风险是系统评价的重要部分。一种有用的偏倚分类即分为选择偏倚、实施偏倚、测量偏倚、随访偏倚及报告偏倚。表3-17列出了对不同偏倚类型的描述。

表 3-17　风险偏倚评估

偏倚类型	描述	"偏倚风险"工具的相关领域
选择性偏倚	比较组的基线特征之间存在的系统差异	随机序列生成 分配隐藏
实施偏倚	除感兴趣的干预措施外，组间护理、暴露因素等存在的系统差异	对受试者、研究人员实施盲法
测量偏倚	测量组间结局存在的系统差异	研究结果盲法评价
随访偏倚	组间病例退出造成的系统差异	结局数据不完整
报告偏倚	报告与未报告结果间存在的系统差异	选择性报告研究结果
其他偏倚	其他来源的偏倚，在某些特定的情况下出现	其他对真实性的潜在威胁

偏倚风险的评价工具很多，不同的研究类型均有相应的评价方法。如随机对照试验常用的有 Jadad 量表和 ROB 偏倚风险评估工具，病例对照研究及队列研究常用的有 NOS 量表，诊断性试验常用的有 QUADAS/QUADAS-2 等。

（1）Jadad 量表（Jadad scale）：称为 Jadad 评分或牛津评分系统，常用于随机对照研究的文献质量评价，表3-18列出了 Jadad 量表的质量评分标准，总分 1~2 分为低质量，3~5 分为高质量。许多研究者在使用 Jadad 量表评价时结合 Schulz 的隐蔽分组评价方法，即对隐蔽分组进行"充分""不充分"或是"不清楚"的评价，从而更全面地评价对照研究可能产生的偏倚。

表 3-18　Jadad 量表的质量评分标准

评价内容	评分标准	评分
随机分配序列地产生方法	通过计算机产生的随机序列或随机数字表产生的序列	2分
	试验提到随机分配，但产生随机序列的方法没有具体交代	1分
	半随机或准随机试验，采用交替分配病例的方法，如按入院顺序、出生日期单双数	0分
双盲法	描述了实施双盲的具体方法并且恰当，如采用完全一致的安慰剂等	2分
	试验仅提及采用双盲法	1分
	试验提及采用双盲法，但方法不恰当	0分
退出与失访	对退出与失访的例数和理由进行了详细的描述	1分
	没有提到退出与失访	0分

（2）Cochrane 协作网偏倚风险评估工具（ROB tools）：考虑到以最高标准实施的一项研究仍可能存在偏倚风险，Cochrane 协作网提出了偏倚风险评估工具，它既不是量表也不是清单，而是"评估"，即对研究质量的不同方面进行严格独立评估，主要考虑纳入研究结果的真实程度，偏倚风险评估与该问题直接相关，而某些被认为与质量相关的问题，如伦理、样本含量的计算，并非与偏倚风险直接相关。ROB tools 由方法学家、编辑和评价者组成的工作小组在 2005—2007 年制订，2010 年末进行了修订。工具由两部分组成，包含对七个重要的偏倚来源即随机序列生成、分配隐藏、受试者及研究人员的盲法、结局评估者的盲法、结果数据不完整、选择性报告结果及其他问题。

Cochrane 系统评价中，不提倡使用量表评估偏倚风险或研究质量。虽然该方法简单易行，但不被实证证据支持。计算总分必然要对量表中不同条目赋予权重，而且权重分配的正当性难以证明。此外，量表评估的真实性并不可靠，而且对系统评价证据使用者而言也不透明。使用简单并可以详尽报告的方法评估真实性更易于接受（即每个试验在每个标准上是如何判断的）。

ROB 偏倚风险评估工具的每一维度在"偏倚风险"表中至少包含了一个领域。每一个领域中，工具的第一部分是研究报告中该领域的具体描述，以支持偏倚风险的评价；工具的第二部分是对该领域偏倚风险的判断，通过判断为"低风险""高风险""风险不清楚"完成。采用 Cochrane 偏倚风险评估工具，针对所有纳入的研究和每一项研究结果则分别得到偏倚风险图和偏倚风险总结图。表 3-19 即为 Cochrane 偏倚风险评估工具。

表 3-19 Cochrane 偏倚风险评估工具

领域	判断依据	评估者的判断
选择性偏倚		
随机序列生成	详细描述随机分配序列产生的方法，以便评估不同分配组是否具有可比性	由于产生随机分配方案的方法不正确导致的选择性偏倚（干预措施分配偏倚）
分配隐藏	详细描述隐藏随机分配方案的方法，确定干预措施的分配方法在分组前、期间是否被预知	由于随机分配方案隐藏不完善导致的选择性偏倚（干预措施分配偏倚）
实施偏倚		
对受试者、试验人员实施盲法（需对各项主要结局或结局的种类分别评估）	描述所有对受试者和试验人员施盲的方法。提供所有与盲法是否有效相关的信息	由于研究中干预措施的分配情况被受试者及试验人员知晓导致的实施偏倚
测量偏倚		
对结局评估员施盲（需对各项主要结局或结局的种类分别评估）	描述所有对结局评估员施盲的方法。提供所有与盲法是否有效相关的信息	由于干预措施的分配情况被结局评估员知晓导致的测量偏倚
随访偏倚		
结果数据不完整（需对各项主要结局或结局的种类分别评估）	描述每个主要结局指标结果数据的完整性，包括失访、排除分析的数据。明确是否报告失访和排除分析数据的情况，每个干预组的人数（与分配入组时的人数比较），是否报告失访与排除的原因，以及系统评价员再纳入分析的数据	由于不完整结果数据的数量、种类及处理导致的随访偏倚
报告偏倚		
阐明系统评价员如何检查可能发生的选择性结果报告，发现了什么	由于选择性报告结果导致的报告偏倚	
其他偏倚		

领域	判断依据	评估者的判断
工具中没提到的与偏倚有重要关联的情况；如果系统评价的计划书中有预先设定的问题或条目，需一一回答	其他引起偏倚风险的因素	

（3）NOS 量表（Newcastle-ottawa quality assessment scale）：适用于非随机对照研究的文献质量评价，常用于病例—对照研究及队列研究的文献质量评估。量表采用"*"号方式对"选择""可比性""暴露（病例对照研究）/结局（队列研究）"等三个部分共 8 个条目进行评价，评给"*"表明该条目质量高。每篇研究文献可评给"*"个数为 0~9 个，所评给的"*"个数越多，表明该研究文献的质量越高，但目前还没有制订出定性划分研究文献整体质量"高"与"低"的判定标准。

（4）QUADAS：2003 年 Whiting 等研究专家组讨论并制订的针对诊断性研究系统综述的循证质量评价工具，共 14 个条目，对每个条目做出"是""否"或"不清楚"的判断。2011 年专家组跟进使用者反馈的信息在原版基础上制定了 QUADAS-2，该量表分为"病例选择""待评价试验""金标准试验""试验流程和进度"四个域，并将研究的"质量评价"分解为研究设计方面的"偏倚风险评估"和从原始研究到综述问题的"适用性评估"两个方面。QUADAS-2 工具在适用时需审核每篇纳入分析的原始文献在四个域上是否有相应的描述，根据描述内容对每个域进行偏倚分析评估，前三个域还进行实用性评估，同时通过设置提示性问题辅助进行偏倚风险评估。评判为"是"的比例越高（或偏倚风险评估及适用性评估为"低"的比例越高），表明该研究文献的质量越高，但目前 QUADAS 和 QUADAS-2 均未设置评分系统，还没有制定出定性划分研究文献整体质量"高"与"低"的判定标准。

5. 数据分析

（1）效应量选择及异质性检验

效应量（Effect Size，ES）：来自 Meta 分析的证据总是通过一定的效应量指标来表示，效应量的选择需要综合考虑研究设计类型、数据类型、效应量类型与特性；以下主要根据不同数据类型的效应量选择进行简述。

①分类资料（或计数资料）的效应量选择

比值比 OR（Odds Ratio）、风险比或相对危险度 RR（Risk Ratio 或 Relative Risk）、风险差或率差 RD（Risk Difference/Ratio Difference）。

OR 和 RR 是相对指标，用于各单个试验结果的合并；RD 是绝对指标，适用于将研究结果用于临床实践时。

②连续性资料（或计量资料）的效应量选择

加权均数差 WMD（Weighted Mean Difference），即两个均数的差值，消除了多个研究间的绝对值大小的影响，以原有单位真实地反应研究效应。适用于所有试验的测量单位相同及各研究间均数差别不大的 Meta 分析。

标准化均数差 SMD（Standard Mean Difference），两个均数的差值除以合并标准差所得的商，它不仅消除了各研究间绝对值大小的影响，而且消除了多个研究间测量单位或方法的不同，尤其适用于测量单位不同均数相差较大的荟萃分析。但 SMD 是一个没有单位的值，其结果解释要慎重。

③异质性检验

Meta 分析中纳入的不同研究会有较大不同，研究中任何变异的情况都可被称之为异质性，各研究间异质性的程度决定了下一步合并效应量的方法。异质性检验又称齐性检验，指独立研究资料之间存在变异程度的分析；异质性检验有定性方法和定量方法。

定性方法即图形审查法：各研究效应量的可信区间重叠越多，同质性越好；各研究效应量的可信区间重叠越少，异质性越明显；不重叠者异质性有显著性差异。

④定量方法可采用 Q 统计量检验法和 I^2 统计量检验法

Q 统计量检验法：指计算 Q 统计量并进行卡方检验，若 Q 统计量对应的 P 值 >0.10，不存在异质性；若 Q 统计量对应的 P 值 ≤ 0.10，存在异质性。

I^2 统计量检验法：即计算 I^2 统计量并直接判断，但 I^2 解释的阈值可能会产生误导，因为不一致的重要性由几个因素决定。以下给出对解释的粗略指导：$0 \sim 40\%$：可能不重要；$30\% \sim 60\%$：可能存在中度异质性*；$50\% \sim 90\%$：可能存在实质性异质性*；$75\% \sim 100\%$：存在较大异质性*。

* 所观察 I^2 值的重要性依赖于：①效应的大小和方向；②异质性证据的强度（如从卡方检验获得的 P 值，或 I^2 的可信区间）。

一般情况下，当纳入的研究间没有异质性时即可采用固定效应模型进行分析；当异质性存在时要根据不同的情况采取不同的处理。研究在对象、干预措施和结局方面足够相似的情况下，可以忽略异质性，采用固定效应模型进行分析；如果存在异质性，但合并资料仍然具有临床上的意义，则采用随机效应模型进行分析；如果存在严重异质性，建议不要进行 Meta 分析，而是根据试验特征如性别、年龄、病情严重程度、疾病分期、基线危险度、干预强度和时间等进行亚组分析，或进行敏感性分析，或考虑协变量的影响进行 Meta 回归分析，以解释异质性的来源。

（2）结果呈现

森林图（图 3-20）：Meta 分析的统计结果简单而直观地表达形式是森林图（forest plots），是展示单个研究及 Meta 分析结果的标准方式。森林图可通过 RevMan 软件生成，在系统评价正文中亦可选入部分森林图。森林图展示了单个研究和 Meta 分析的效应估计值及可信区间。它是以一条垂直的无效线（横坐标刻度为 1 或 0）为中心，用平行于横轴的多条线段描述每个被纳入研究的效应量和可信区间，用一个菱形（或其他图形）描述合并的效应量及其可信区间，在平面直角坐标系中绘制出的一种图形。

当统计指标 OR、RR、RD 及 WMD 和 SMD 的 95% *CI* 横线与森林图的无效线（横坐标刻度为 1 或 0）相交时，表明试验组的效应量与对照组相等，可认为试验因素无效；当其 95%CI 横线不与森林图的无效线相交且落在无效线右侧时，表明试验组的效应量大于对照组；当其 95% *CI* 横线不与森林图的无效线相交且落在无效线左侧时，试验组的效应量小于对照组。不过，对于临床研究而言，当试验组效应量大于或小于对照组时，因研究事件性质不同，其临床意义会截然相反。

方块面积和可信区间传达的信息是相似的，但在森林图中两者的作用却不同。可信区间描述的是与研究结果相符的干预效果的范围，且能表示每个研究是否有统计学意义。较大的方块意味着较大权重的研究（通常为可信区间较窄的研究），这些研究也决定了最终合并的结果。

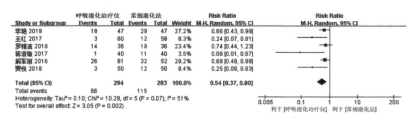

图 3-20　森林图示意

漏斗图（图 3-21）可反映研究在一定样本量或精确性下单个研究的干预效应估计值。和森林图一样，漏斗图是针对二分类数据资料而言，横轴可以选择 OR、RR、RD 3 种效应值，而纵轴则有标准误（SE）、精密度、方差、方差的倒数、样本量以及样本量的对数 6 种选择，不同的选择做出的漏斗图形状不同，说明的问题因此也不同。

"漏斗图"的称法是源于随着研究样本量增加，干预措施疗效估计值的精确度增加。因此，小样本研究的疗效估计值在漏斗图底部更分散，而较大样本的研究则分布得较窄。在没有偏倚的情况下，图像中的点应聚集成一个大致对称的（倒置的）漏斗；若存在偏倚，例如由于疗效无统计学意义的小样本研究尚未发表，将使漏斗图外观不对称，图形底角有空白。这种情况下，Meta 分析计算出的效果可能会高估干预措施疗效。不对称越明显，越有可能存在实质的偏倚。

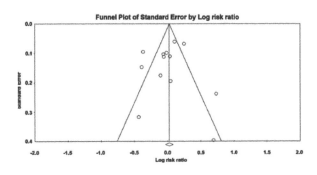

图 3-21　漏斗图示意

偏倚风险图：采用 Cochrane 偏倚风险评估工具，针对所有纳入的研究和每一项研究结果，对下述 6 个条目做出偏倚风险评价：随机分配方法，分配方案隐藏，盲法，结果数据完整性，选择性报告结果研究，其他偏倚来源。每个条目的偏倚风险分按照风险程度的高低确定为："是"（低偏倚风险 -Y）、"否"（高偏倚风险 -N）、"不清楚"（偏倚风险不确定 -U）；通过相关软件如 Revman 即可做出如下的偏倚风险图（图 3-22）和偏倚风险总结图（图 3-23）。

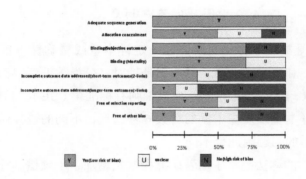

图 3-22　偏倚风险

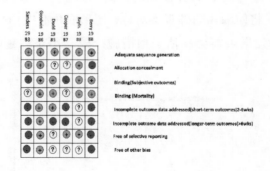

图 3-23　偏倚风险总结

（3）解释统计分析的结果

可信区间：单个研究和 Meta 分析的结果均以点估计值及其可信区间的

形式报告。例如，"OR 为 0.75，其相应的 95% 可信区间为 0.70 ～ 0.80"。点估计值（0.75）是对试验干预效应相比于对照干预效应大小和方向的最佳推测。可信区间描述了这一估计固有的不确定性和我们能确保真实效应位于其间的数值范围。如果可信区间相对较窄（如 0.70 ～ 0.80），效应量则较精确。如果可信区间较宽（如 0.60 ～ 0.93），虽然仍有足够的精确性做出关于干预措施使用的决策，不确定性则增加。区间非常宽（如 0.50 ～ 1.10）则表明我们对效应知之甚少，需要进一步的信息。

P 值和统计学意义：P 值是在无效假设成立的前提下，获得观察效应（或更大效应）的概率，其在系统评价中可假设为"干预措施无效"或"研究间干预措施效果无差异"（无异质性）。因此，P 值很小表明观察效应由偶然所致的可能性很小，并据此提供证据来推翻无效假设。通常情况是通过检测 P 值是否比特定的阈值小来解释。特别是 P 值小于 0.05 通常被报告为"有统计学意义"，并解释为偶然所致的可能性足够小以拒绝无效假设。然而，0.05 的阈值是主观设定的，常用于医学和心理学研究的原因是在这些领域中通过比较检验统计量和统计分布特定百分点下的面积确定 P 值。

P 值常常以两种方式被错误理解，一种情况是，将中等或大的 P 值（如大于 0.05）错误地理解为"干预措施无效"。正确的解释是"证据尚不足以证明干预措施有效"。这两种解释所蕴含的意义明显不同。为避免这种错误的解释，系统评价作者对结果进行假设检验时应同时报告效果大小、95% 可信区间及 P 值大小。在小样本研究或小样本 Meta 分析中，常常出现的情况是可信区间包括的效应范围既包含了无干预效果又包含了有干预效果。因此，建议系统评价的作者不要将结果描述为"无统计学意义"或"无意义"。

第二种错误的解释是认为合并结果的 P 值越小，则干预措施的效果就越明显。这种错误的解释最常见于大样本研究中，如纳入数十个研究和数千名受试者的 Meta 分析。P 值解决的是干预效果是否确实没有问题；其不能检测干预措施是否对其潜在受试者的效果足够大。在大样本研究中，即使干预措施效果很小，假设检验时也可以得出很小的 P 值。因此，对统计结果的正确解释要结合点估计值和可信区间。

二分类结局结果解释（风险比 RR、比值比 OR 及相对风险降低率 RRR）：Meta 分析通常采用风险比（RR）、比值比（OR）或风险差（RD）完成，但结果的表达有几种方式可供选择。相对风险降低率（Relative Risk Reduction，RRR）是以百分数降低的形式对 RR 进行再表达的一种便捷方式：RRR=100%×（1 − RR）。例如临床医生可能更偏好于开出一种能降低死亡风险 25% 的干预措施，而不是死亡风险降低 1 个百分点的干预措施，虽然这两种措施可能显示了相同的获益（如风险从 4% 降低至 3%）。前者是指风险的相对降低，而后者是指风险的绝对降低，即 0.75 的 RR 转换为 25% 的 RRR。

风险差常常是指绝对风险降低（Absolute Risk Reduction，ARR），其可以表述为百分数（如 1%）、小数（如 0.01）或计数（如 1000 例中有 10 例）的形式。RR 的简单转换形式 NNT（Number Needed to Treat）是表述同样信息常用的替代方式。

至于通常认为无统计学显著性的结果（如 OR 或 RR 的 95% 可信区间包含 1），可信限的一端表明获益，另一端则表明危害。

图 3-24 即给出一个如何解读 RR 的典型示例。根据不同手术类型患者的 10 项随机对照观察 SSI（手术部位感染）的发生率，与标准护理的 SSI 为 9.7% 相比，应用 PICO（一种负压创伤治疗装置）后的 SSI 降低到 4.8%，即表示应用 PICO 后 SSI 的绝对风险降低 4.9%，而相对风险降低 51%。【固定效应模型 RR 0.49（95% CI 0.34～0.69）$p < 0.00001$）】。

相比之下，有 6 项研究采用非随机观察方法评估了 SSI 的发生率，这些研究指出，与标准护理相比，PICO 治疗后 SSI 的相对风险显著降低（从 22.5% 到 7.4%），即绝对风险降低 15.1%，相对风险降低 68%。【固定效应模型 RR 0.32（95% CI 0.18–055）$p < 0.00001$】。

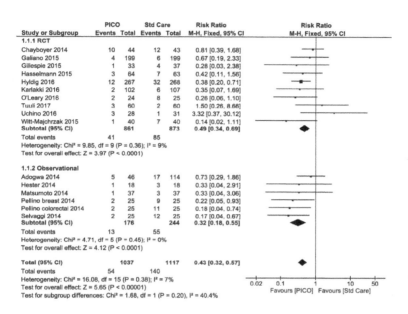

图 3-24　比较 PICO 单次负压创伤治疗与标准护理对手术部位感染结果的森林图

连续性结局解释结果（标准化均数差 SMD 及加权均数差 WMD）：当结局为连续性时，系统评价作者在表述合并结果时有多种选择。如果所有研究都使用了同样的单位，Meta 分析可以平均反应差的形式，以相同的单位得出合并估计值。这样的结果单位可能难于解释，尤其当结果与评级量表相关时。"结果汇总"表应包括测量量表的最小值和最大值及其方向。标准化均数差（SMD）以标化的单位而非原始的测量单位来表达干预效应。SMD 通过患者结局的合并标准差以区分试验和对照组平均效应的差异，因此，SMD 值取决于效应量（均数差）和结局的标准差（患者间的固有变异）。

例如在图 3-25 所展示的森林图，该研究采用随机效应模型，评价运动与锻炼对 AD 患者认知功能的影响。基于 13 个研究，接受运动与锻炼干预的观察组与对照组相比，MMSE（Mini-Mental State Examination）评分 SMD=1.12（CI：$0.66 \sim 1.59$ $I^2 = 85\%$ $p= 0.00$），显示运动与锻炼对纳入受试者的认知有统计学意义的改善。

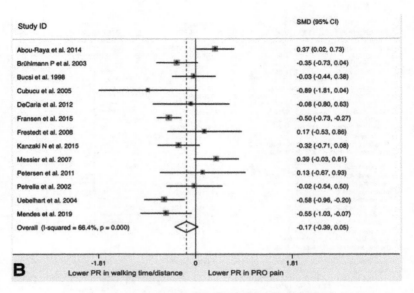

图 3-25　运动与锻炼对 AD 患者认知功能的影响

已有用于解释 SMD（或效应量）的经验法则：主要由社会科学领域的研究者提出。如 0.2 代表小的效应，0.5 代表中度效应，0.8 代表大的效应。也有不同的划分（如< 0.41= 小，0.41 ～ 0.70= 中度，>0.71= 大）。系统评价作者可以考虑在结果汇总表的评论栏写入经验法则。

通过转化为 OR 对 SMD 进行表述：基于对两干预组内连续变量具有相等标准差逻辑分布的假设，可将 SMD 转化为 OR 或 log OR。该假设不可能准确地予以把握，结果只能取近似值。所获得的 OR 则可与预设的对照组风险结合，以获得绝对风险降低。这些对照组风险是指在连续性结局中有一定（不明确的）程度改善的人群所占的比例（应答者）。

（四）系统评价的常用软件

Meta 分析的软件为各类 Meta 分析的实现提供了重要保证。当前，Meta 分析的软件种类繁多，基于的操作系统及其功能也各不相同。

http：//www.um.es/Metaanalysis/software.php 是了解 Meta 分析软件的较佳网站。表 3-20 呈现了当前常见的 Meta 分析软件。

表 3-20 当前常见的 Meta 分析软件

软件名称	特点	Meta 分析类型
Stata	收费、编程	几乎所有的 Meta 分析
R 语言	免费、编程	几乎所有的 Meta 分析
SAS	收费、编程	几乎所有的 Meta 分析
SPSS	收费、编程	几乎所有的 Meta 分析
RevMan（Review Manager）5	免费、非编程	二分类资料、连续型资料、诊断准确性试验、RR/OR/RD/log（RR/OR/RD）及其 CI/SE/Z 值/p 值，但不能完成间接比较及网状 Meta 分析
CMA（Comprehensive Meta-Analysis）2	收费、非编程	除间接比较及网状 Meta 分析之外的所有传统 Meta 分析
Meta-DiSc 1.4	免费、非编程	诊断准确性研究、单组率及二分类数据的 Meta 分析
MIX（Meta-analysis with interactive explanations）2	收费、非编程	除间接比较及网状 Meta 分析之外的所有传统 Meta 分析
Meta-Analyst 3.13	免费、非编程	二分类资料、连续型资料、诊断性研究的 Meta 分析
ITC（Indirect treatment comparison）	免费、非编程	间接比较的 Meta 分析
ADDIS（Aggregate Data Drug Information System）	免费、非编程	二分类及连续型数据、间接比较及网状 Meta 分析
GeMTC（Generate Mixed Treatment Comparisons）	免费、非编程	二分类及连续型数据、间接比较及网状 Meta 分析
WinBUGS/OpenBUGS	免费、编程	几乎所有的 Meta 分析
JAGS（Just Another Gibbs Sampler）	免费、编程	几乎所有的 Meta 分析
Stan	免费、编程	几乎所有的 Meta 分析
StatsDirect	收费、非编程	除间接比较及网状 Meta 分析之外的所有传统 Meta 分析

三、 如何写作、阅读和评价系统评价

系统评价论文必须包括做了什么，如何做的所有细节。严格遵守规则，正确地进行系统评价，就可获得一篇很好的系统评价论文。但为了更好地解释结论，做得还不够。系统评价专家、临床医师，以及所评价课题这一领域的专家的密切合作才能最佳地解释论文结论。

1. 如何写作系统评价

为了提高 Meta 分析的报告质量，需要制订一系列相关的报告规范。最早的当推 1999 年由加拿大渥太华大学 Moher 等制订的针对随机对照试验 Meta 分析的报告规范 QUOROM（Quality Of Reporting Of Meta-analysis），这一标准于 2009 年修订为 PRISMA（Preferred Reporting Items for Systematic reviews and Meta-analyses）。为便于 Meta 分析制作者明确了解清单每个条目的内容及意义，PRISMA 制订委员会还同时发表了 PRISMA 解释和阐述手册以便理解，降低了作者和读者适应新规范的难度；委员会还建立了专用网站 http：//www.prisma-statement.org/index.htm，里面包括了 PRISMA 所有相关内容，读者亦可从网站上免费下载 PRISMA 报告规范清单（表 3-21）及文献筛选流程图（图 3-26）。

表 3-21　PRISMA 报告规范

主题		编号	要求
题目	题目摘要	1	能鉴定出是否为系统评价，Meta 分析，抑或两者皆是
	结构化格式	2	提供结构化摘要，按照实际情况包含以下部分：背景、目的、资料来源、纳入标准、研究人群、干预措施、质量评价方法和合并方法、结果、限制、结论和对主要结果的分析、系统评价注册号
引言	合理性	3	介绍当前的研究背景
	目的	4	通过研究对象、干预措施、对照措施、结果、研究设计类型（PICOS）引导出明确的研究问题

续表

	主题	编号	要求
方法	方案和注册	5	是否有研究方案，在什么地方能获得研究方案（如网址），如有可能，提供包括注册号在内的注册信息
	纳入标准	6	使用纳入研究的方法学特征（如 PICOS、随访时间）和报告特征（如发表年份、语言及状态）作为可靠、合理的标准
	信息来源	7	在检索策略中列出所有的信息来源（如使用的数据库、与研究作者联系获得详细信息）和最后检索日期
	检索	8	至少提供一个数据库的完整检索方式，包括对检索的限制，这个策略是否能被重复使用
	研究选择	9	说明研究筛选过程（如筛查、可靠性、是否在系统评价中，如有可能是否在 Meta 分析中）
	资料提取	10	描述从研究中提取资料的过程（如预提取表格、独立地、重复地），以及从任何研究作者处获得或确定数据的过程
	资料条目	11	描述从研究中提取资料的过程（如预提取表格、独立地、重复地），以及从任何研究作者处获得或确定数据的过程
	单个研究存在的偏倚	12	描述用于评价每个研究的偏倚危险的方法（提供是在实施阶段或结局阶段），在数据合成过程中是如何使用这些方法的
	效应指标	13	描述用于评价每个研究的偏倚危险的方法（提供是在实施阶段或结局阶段），在数据合成过程中是如何使用这些方法的
	合成结果	14	描述数据处理方法和合成的结果，如果进行了 Meta 分析，则需指出进行异质性检验的方法（如 I^2）
	研究间偏倚	15	详细说明任何可能影响合成结果的偏倚（如发表偏倚及研究中选择性报告偏倚）
	补充分析	16	描述任何补充分析（如敏感性分析、亚组分析及 Meta 回归分析），并说明是否预先计划的
结果	研究筛选	17	提供检索、纳入标准、质量评价后的纳入研究的数目，每个阶段给出排除理由，最好提供流程图（见 PRISMA 声明文献筛选 4 阶段流程图）
	研究特征	18	说明每一个被提取资料的研究特征（如样本量、PICOS、随访时间），并提供研究出处
	研究内部偏倚风险	19	说明每个研究间可能存在偏倚的数据，如有可能，还需要说明对结局方面的评估（见条目 12）
	单个研究的结果	20	对于所有呈现的结局（有害或有益），每个研究提供：a 每个干预组的简单总结表；b 合成效应值和可信区间，最好提供森林图
	合成结果	21	提供每个 Meta 分析的结果，包括可信区间和异质性检验的结果
	研究间偏倚	22	提供评价研究间的偏倚信息（见条目 15）
	补充分析	23	提供补充分析的结果（如敏感性分析、亚组分析及 Meta 回归分析）（见条目 16）

续表

	主题	编号	要求
讨论	证据总结	24	总结研究的主要发现，包括每个结局指标的证据强度；并分析它们与主要利益群体的关联性（如医疗保健的提供者、使用者及政策决策者）
	局限性讨论	25	探讨研究层面和结局层面的局限性（如偏倚的风险）和系统评价的局限性（如检索不全面、报告偏倚）
	启示	26	联合其他证据解释结果，给出对未来研究的启示
	资金支持	27	描述本系统评价的资金来源和其他支持（如提供数据），以及资金提供者在完成系统评价中所扮演的角色

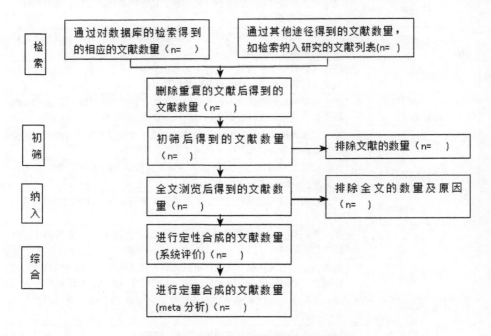

图 3-26 PRISMA 声明文献筛选 4 阶段流程

当然还有多种方法发表系统评价结果及其图形输出，详见表3-22。但这会使读者很难评价数据正确性，也很难理解系统评价是如何进行的。发表系统评价数据时，我们提倡应用图和表的方法以帮助读者判断系统评价的好坏。

表3-22　系统评价的报告规范

报告规范	适用范围
QUOROM	随机对照试验的系统评价
PRISMA 版	所有的系统评价制作，为 QUROM 的更新版
Systematic reviews and Meta-analyses of animal experiments with guidelines for reporting	动物实验的系统评价
Cochrane Handbook	随机及诊断准确性试验的系统评价
CRD's guidance for undertaking reviews in health care	临床试验、公共卫生干预、副作用、经济评估等方面的系统评价
Interventional pain management	观察性研究的系统评价
STARLITE	系统评价的检索策略
MOOSE	观察性研究的系统评价
JBI Reviewers' Manual	质性研究的系统评价
ENTREQ	质性研究的系统评价

2. 系统评价的结论部分

系统评价的结论可分为对实践的意义和对研究的意义。要决定这些意义是什么，应考虑四个因素：证据质量、利弊平衡、价值观和偏好以及资源利用。做出关于干预措施实践有用性的结论，必须要综合考虑利益、风险和费用，权衡取舍。之后，可以对今后的临床实践提出推荐意见。但是，提出推荐意见已经超出了系统评价的范围，推荐意见的提出还需要综合考虑许多系统评价之外的其他因素，而这正是临床实践指南制订者的工作。

证据质量评价：GRADE 法。

推荐、评估、制订与评价分级工作组（GRADE 工作组）已制订出证据质量的评级系统（GRADE 工作组 2004）。超过 20 个组织包括世界卫生组织（WHO）、美国内科医师学会、美国胸内科医师学会（ACCP）、美国内分泌学会、美国胸科学会（ATS）、加拿大药品和卫生技术机构（CADTH）、BMJ 临床证据、英国国家卫生与临床优化研究所（NICE）和 UpToDate® 已使用了原版或做了微小修改。BMJ 鼓励临床指南的作者使用 GRADE 系统（www.bmj.com/advice/sections.shtml）。Cochrane 协作网已使用 GRADE 系统的原则来评价系统评价中所报告结局的证据质量。

GRADE 法分为四个质量水平（表 3-23）。最高质量的评级是针对随机试验的证据。然而，系统评价作者可根据表 3-24 证据级别升降因素所述的 5 个因素将随机试验证据降级为中、低，甚至极低质量证据。通常，一个影响因素可使证据质量降低一级，所有因素都存在时可使证据质量最大降三级。如果任何一个因素存在非常严重的问题（如当评价设计和实施的局限性时，所有研究均未采取分配隐藏和盲法，且患者失访超过 50%），则该随机试验的证据质量级别可因该影响因素降低两级。

表 3-23　GRADE 证据评级

基本的方法学	质量评级
随机试验；或升高两级的观察性研究	高
降级的随机试验；或升级的观察性研究	中
降两级的随机试验；或观察性研究	低
降三级的随机试验；或降级的观察性研究；或病例系列 / 病例报告	极低

表 3-24　证据级别升降因素

可能降低一组证据质量水平的因素	可能升高一组证据质量水平的因素
可获得研究的设计和实施存在局限性，表明存在高度偏倚的可能性	效应较大
间接证据（间接的人群、干预措施、对照、结局）	在结果显示无效时，所有可能的混杂因素都将降低所证实的效应或提示为假效应
不能解释的异质性或不一致的结果（包括亚组分析问题）	存在剂量 – 效应梯度
结果不精确（可信区间较宽）	
存在发表偏倚的高度可能性	

3. 如何评价系统评价

尽管系统评价 /Meta 分析是临床最佳证据的来源之一，但只有高质量的系统评价 /Meta 分析才能为临床医师、患者及其他决策者提供科学的依据。反之，很可能误导决策者。进行有效的质量评价是正确使用系统评价 /Meta 分析，以及谨慎对待其研究结果的重要环节。

系统评价 /Meta 分析的质量可以分为报告质量和方法学质量这两个大方

面，两个方面存在一定的联系，但也有差别。方法学质量即是考察系统评价/Meta 分析在研究设计、实施过程中对偏倚来源的控制情况。报告质量好的研究不一定方法学正确，报告质量不好的研究也可能具有较好的真实性，但是低下的报告质量将影响结果的实用性；方法学质量越高，研究的可重复性就越好，其论证强度越高，结果也越可靠。

PRISMA 报告规范可以用来对 Meta 分析的报告质量进行评价，但报告质量不等于方法学质量。方法学质量评价工具是确保系统评价/Meta 分析的生产者严格设计、实施评价过程的重要指南，也是其使用者谨慎评价研究结果、科学理性采纳有价值证据信息的重要前提。当前，存在的较为公认的 Meta 分析方法学质量评价工具有：AMSTAR（Ameasurement tool for the assessment of multiple systematic reviews）量表、OQAQ（Overview Quality Assessment Questionnaire）量表、SQAC（Sacks Quality Assessment Checklist）量表、CASP（Critical Appraisal Skill Program）清单和 NICE（National Institute for Health and Care Excellence）清单。

2007 年，来自荷兰 VU 大学（Vrije Universiteit University）医学研究中心和加拿大渥太华大学的临床流行病学专家们在英国医学委员会期刊*医学研究方法学*上发表了名为 "Development of AMSTAR：A Measurement Tool to Assess Systematic Reviews" 的专论，标志着 AMSTAR 的正式形成。

AMSTAR 量表是用于衡量系统评价/Meta 分析的避免或减少偏倚的程度，即方法学质量的一种量表。目前，AMSTAR 运用较多的领域有同类系统评价研究、测量工具方法学研究、卫生技术评估以及被专业期刊编辑作为推荐工具等，在国内外（特别是国外）得到了广泛的应用。国外一些医学杂志，如临床医学六大顶级期刊之一的 *Ann Intern Med* 的编辑在 "The science and art of deduction：complex systematic overviews" 一文中阐述同类系统评价的现实意义和科学价值，明确肯定 AMSTAR 是汇总评价中系统评价有效的测量工具之一。

AMSTAR 依据其标准条目，共 11 个条款检测系统评价/Meta 分析控制偏倚的情况，每个条款的评语选项有"是""否""不清楚"以及"未采用"。

本文把 AMSTAR 用中文表述成表 3-25 供大家参考。其英文版可从 http：//
www.biomedcentral.com/content/supplementary/1471-2288-7-10-S1.doc 上 免
费获取，开放使用。

表 3-25　AMSTAR 量表的评价

描述	解释
1. 是否提供了前期方案？	在系统评价制作之前，应确定研究问题及纳入 / 排除标准
2. 纳入研究的选择和资料提取是否具有可重复性？	至少要有两名独立的资料提取员，且对不同意见采用适当的方法达成一致
3. 是否进行了全面的文献检索？至少检索 2 种电子数据库	检索报告必须包括年份以及数据库，如 Central*、EMbase 和 MEDLINE。必须说明采用的关键词和（或）主题词，如果可能应提供检索策略。应对最新信息的目录、综述、参考书、专业注册库，或特定领域的专家进行补充检索或咨询，同时还需检索纳入研究后的参考文献
4. 发表状态是否已考虑在纳入标准中，如灰色文献？	作者应说明其检索不受发表类型的限制。应说明是否根据文献的发表情况排除文献（从系统评价中），如语种
5. 是否提供了纳入和排除的研究清单？	应提供纳入和排除的研究清单
6. 是否描述纳入研究的基本特征？	从原始研究提取的资料应包括受试者、干预措施和结局指标，并以诸如表格的形成进行总结。应报告纳入研究的系列特征，如年龄、种族、性别、相关社会经济学数据、疾病状态、病程、严重程度或其他应报告的疾病等
7. 是否评价和报道了纳入研究的科学性？	应提供预先选用的评价方法（如有效性研究，评价者是否把随机、双盲、安慰剂对照或分配隐藏作为评价标准）；其他类型研究的相关标准条目亦需交代
8. 是否恰当地运用纳入研究的科学性推导结论？	在分析结果和推导结论中，应考虑方法学的严格性和科学性；且在形成推荐意见时，亦需要明确说明
9. 合成纳入研究结果的方法是否恰当？	对于合成结果，应首先确定纳入的研究结果是可合并的，并采用一定的统计方法评估异质性（如卡方和 I^2 检验）。如果存在异质性，应采用随机效应模型，和（或）考虑合成结果的临床适宜程度（如是否适合合并？）
10. 是否评估了发表偏倚的可能性？	发表偏倚的评估应采用某一种图形进行辅助（如漏斗图及其他可行的检测方法）和（或）统计学检验方法（如 Egger 回归法）
11. 是否报告了利益冲突？	应清楚交代系统评价及纳入研究中潜在的资助来源

　　2017 年，AMSTAR 得到了进一步的开发和修订，以便能够对医疗干预

的随机和非随机研究的系统评价进行评估。修订后的工具（AMSTAR 2）保留了原来的 10 个域，总共有 16 个条目（与原来的 11 个相比），比原来的 AMSTAR 有更简单的反映类别，包括更全面的用户指南，并根据关键领域的弱点进行整体评级。随着越来越多的临床决策是建立在真实世界的观察证据上，AMSTAR 2 将有利于帮助读者识别高质量的系统评价。

参考文献

[1] EGGER M，SMITH G D，ALTMAN D G，Systematic reviews in health care，Meta analysis in context [M]. 2nd edition. London：BMJ publishing Group，2001.

[2] HIGGINS J P T，GREEN S. Cochrane Handbook for Systematic Reviews of Interventions Version 5. 1. 0 [updated March 2011]. The Cochrane Collaboration，2011. Available from www. cochrane-handbook. org.

[3] LIN W，GONG L，XIA M，et al. Prevalence of posttraumatic stress disorder among road traffic accident survivors：a PRISMA-compliant Meta-analysis[J]. Medicine（Baltimore），2018，97（3）：e9693.

[4] GORDON M，MACDONALD J K，PARKER C E，et al. Osmotic and stimulant laxatives for the management of childhood constipation[J]. Cochrane Database Syst Rev，2016，2016（8）：CD 009118.

[5] CAI J，ZHAO C，DU Y，et al. Comparative efficacy and tolerability of probiotics for antibiotic-associated diarrhea：systematic review with network meta-analysis[J]. United European Gastroenterol J. 2018，6（2）：169–180.

[6] XUE YING XU，HONG KONG，RUI XIANG SONG，et al. The effectiveness of noninvasive biomarkers to predict hepatitis Brelated significant fibrosis and cirrhosis：a systematic review and metaanalysis of diagnostic test accuracy[J]. PLoS One，2014，9（6）：e100182.

[7] 曾宪涛，庄丽萍，杨宗国，等 . 非随机实验性研究、诊断性试验及动物实验的

质量评价工具 [J]. 中国循证心血管医学杂志，2012，4（6），496-499

[8] XU H，CHEN K，JIA X，et al. Metformin use is associated with better survival of breast cancer patients with diabetes：a meta-analysis[J]. Oncologist. 2015，20（11）：1236–1244.

[9] 曾宪涛，李胜，马钻，等 . Meta 分析报告规范 [J]. 中国循证心血管医学杂志，2012，4（6）：500-503

[10] 曾宪涛，刘慧，陈曦，等 . Meta 分析的质量评价工具 [J]. 中国循证心血管医学杂志，2013，5（1）：3-5.

[11] LEWIS S，CLARKE M. Forest plots：trying to see the wood and the trees[J]. BMJ，2001，322：1479-1480.

[12] STRAUS S，MOHER D. Registering systematic review[J]. CMAJ，2010，182（1）：13-14

[13] GUYATT G H，OXMAN A D，VIST G E，et al. GRADE：an emerging consensus on rating quality of evidence and strength of recommendations[J]. BMJ，2008，336：924-926（7650）.

[14] MOHER D，LIBERATI A，TETZLAFF J，et al. Preferred reporting items for systematic reviews and Meta-analyses：the PRISMA statement[J]. J Clin Epidemiol，2009，62（10）：1006-1012.

[15] LIBERATI A，ALTMAN D G，TETZLAFF J，et al. The PRISMA statement for reporting systematic reviews and Meta-analyses of studies that evaluate health care interventions：explanation and elaboration[J]. PLoS Medicine，2009，6（7）：e100010.

[16] 曾宪涛，包翠萍，曹世义，等 . 随机对照试验的质量评价工具 [J]. 中国循证心血管医学杂志，2012，4（3）：183-185.

[17] CORNELL J E，LAINE C. The science and art of deduction：complex systematic overviews [J]. Ann Intern Med，2008，148（10）：786-788.

[18] 曾宪涛，田国祥，张超，等 . Meta 分析的进展与思考 [J]. 中国循证心血管医学杂志，2013，5（6）：561-563，587.

[19] 曾宪涛，KWONG J S W，田国祥，等. Meta 分析的软件 [J]. 中国循证心血管医学杂志，2012，4（2）：89-91.

[20] BOOTH A，CLARKE M，DOOLEY G，et al. The nuts and bolts of PROSPERO：an international prospective register of systematic reviews[J]. Syst Rev，2012，1：2.

[21] Diagnostic Test Accuracy Working Group. Cochrane Handbook for Systematic Reviews of Diagnostic Test Accuracy Version 1. 0. 0. TheCochrane Collaboration，2013.

[22] CHINN S. A simple method for converting an odds ratio to effect size for use in Meta-analysis[J]. Statistics in Medicine，2000，19（27）：3127-3131.

[23] 徐勇勇，孙振球，颜虹，等. 医学统计学 [M]. 3 版. 北京. 人民卫生出版社，2015.

[24] 熊俊，陈日新. 系统评价 /Meta 分析方法学质量的评价工具 AMSTAR [J]. 中国循证医学杂志，2011，11（9）：1084-1089

[25] 曾宪涛，冷卫东，郭毅等. Meta 分析的类型 [J]. 中国循证心血管医学杂志，2012，4（1），3-5.

[26] STRUGALA V. MARTIN R. Meta-analysis of comparative trials evaluating a prophylactic single-use negative pressure wound therapy system for the prevention of surgical site complications[J]. Surgical Infections，2017，18（7），810–819.

[27] JIA R X，LIANG J H，XU Y，et al. Ettects of physical activity and exercise on the conqnitive function of patients with Alzheimer disease：a Meta-analysis [J]. BMC Geriatlics，2019，19（1）：181

[28] SHEA B J ，REEVES B C，WELLS G，et al. AMSTAR 2：a critical appraisal tool for systematic reviews that include randomised or non-randomised studies of healthcare interventions，or both[J]. BMJ，2017，358：j4008. http：//dx. doi. org/10. 1136/bmj. j4008.

（陈　薇　刘兆兰）

第四章 数据管理与统计分析

第一节 背景

　　临床试验数据的真实、完整性是临床试验质量及药物有效性和安全性评价的基石，因此，临床试验数据管理需要制订严格的执行标准，对数据收集全过程进行控制，以保证数据的真实完整。遵循 ICH GCP 原则为临床试验数据的质量提供了保证，在 ICH GCP 的前言中明确指出：在产生提交给监管机构的临床数据时应当遵循本指导原则。下面对与数据有关 ICH GCP 条款做一简单的归纳（表 4-1）。

表 4-1　与数据相关的 ICH GCP 规范

ICH-GCP 规范	内容
2.8	参与进行临床试验的每个人应当在受教育、培训和经验方面都能胜任并完成所赋予的各自的任务
2.10	所有临床试验资料应妥善记录、处理和保存，以确保对相关资料能进行准确报告、解释和核对
2.11	确保用于鉴别受试者身份记录的保密性得到保护，依照适用的管理要求尊重个人隐私
4.9.1	研究者应当保证提供给申办者的病历报告表（CRF）和所有需要报告的数据的准确、完整、易辨认和及时

续表

4.9.2	CRF 中来自源文件的数据应当与源文件一致，如不一致应做出解释
4.9.3	CRF 中数据的任何改变或更正，应当注明日期、姓名中的第一个字母和简单说明（如有必要），并使原来的记录依然清晰可见（即应保留稽查痕迹）；这同样适用于文字和电子版的改变或更正。申办者应当向研究者和（或）研究者指定的代表提供关于进行这种更正的指南。申办者应当有书面的程序以保证在 CRF 中由申办者指定的代表所做出的改变或更正是有记录、有必要的，并得到研究者的认可。研究者应当保留改变和更正的记录
4.9.5	基本文件应当保留到最后批准在一个 ICH 地区上市后至少 2 年，和直到在一个 ICH 地区没有未决的或仍在考虑的上市应用，或试验用药品的临床研究正式停止后至少已过 2 年。但是，根据适用的官方管理要求需要或申办者签署的协议需要，这些文件应当被保存更长时间。申办者有责任通知研究者和研究机构，到什么时候这些文件不必再保存
5.1.1	申办者负责按照书面 SOP 执行和维持质量保证和质量控制系统，保证试验的实施和数据的产生、记录和报告遵守试验方案、GCP 及适用的官方管理要求
5.1.3	在数据处理的每一阶段都应当有质量控制，以保证所有的数据是可靠的并已经得到正确处理
5.5.1	申办者应当任用有合适资格的人监督试验的全面实施、处理数据、核对数据，进行统计分析和准备试验报告
5.5.3	当应用电子化试验数据处理和（或）远程电子试验数据系统时，申办者应当： （1）确保并记录电子数据处理系统符合申办者所设定的关于完整性、准确性、可靠性和一致性的要求，并达到期望的性能（如数据确认） （2）有使用这些系统的 SOP （3）保证系统的设计在允许数据修改时按这种方式进行：数据的修改被记录下来而不删除已经录入的数据（即保留稽查痕迹、数据痕迹和编辑痕迹） （4）有一个防止未经授权访问数据的安全系统 （5）有一份被授权修改数据的人员名单 （6）具有足够的数据备份 （7）如采用盲法，保护盲法安全（如在数据输入和处理期间维持盲态）
5.5.4	如果在处理中数据做了转换，将原始数据和观测值与处理后的数据进行比较
5.5.5	申办者应当使用明确的受试者识别码，以识别所报告的每一位受试者的所有数据

5.18.4	监查员的责任
	按照申办者的要求，在试验和试验单位恰当和必要的时候，监查员应当通过下列活动，以保证试验正确的实施和记录：
	（1）作为申办者和研究者之间的交流主干线
	（2）核实研究者有足够的资格和资源，并且在整个试验期间这些资源仍是足够的；核实设备，包括实验室、仪器和人员，能够安全和正确地开展试验，并在整个试验期间也能正常进行
	（3）对于试验用药，核实：
	（a）储存时间和条件是可以接受的，在整个试验中供应充足
	（b）试验用药只按试验方案规定的剂量提供给合格的受试者
	（c）向受试者提供正确使用、处理、储存和归还试验用药的说明
	（d）在试验单位，试验用药的接收、使用和返还有适当的控制和记录
	（e）试验单位对未使用的试验用药的处置符合官方管理要求和申办者的要求
	（4）核实研究者遵循已批准的方案和所有已批准的修改
	（5）核实在每个受试者参加试验之前已经得到书面的知情同意
	（6）确保研究者收到最新的研究者手册、所有的文件、所有试验用药，以正确开展试验，并遵守适用的官方管理的规定
	（7）保证研究者及其试验单位的职员对试验有充分的知识管理的规定
	（8）核实研究者及其试验单位的职员正在按照方案中与申办者和研究者或研究机构之间的其他书面协议执行特定的试验职责，而没有将这些职责委派给未经授权的人
	（9）核实研究者只招募合格的受试者
	（11）核实源文件和其他试验记录的准确性、完整性、更新情况并都得到保存
	（10）报告受试者招募速度
	（12）确保研究者需要提供的报告、通知、申请和递交的文件，并确保这些文件都是准确、完整、及时、清晰可读、注明日期和具有试验标识的
	（13）彼此对照检查 CRF 记录、源文件和其他与试验有关的记录，确保其准确性和完整性。监查员尤其应当核查：
	（a）试验方案需要的数据在 CRF 上有准确记录，并与源文件一致
	（b）每一位试验受试者的剂量和治疗的任何修改均有很好的记录
	（c）不良事件、伴随用药和试验过程中发生的疾病根据方案的要求在 CRF 上做了报告
	（d）受试者未进行的随访、未进行的测试，以及未进行的检查应在 CRF 上做清楚报告
	（e）所有已接纳的受试者撤出或中途退出试验应在 CRF 上报告并给出说明
	（14）通知研究者关于 CRF 的填写错误、遗漏或字迹不清楚。监查员应当确保所做的更正、附加或删除是适当的，并注明日期和解释（如有必要），而且由研究者或研究者授权的修正 CRF 的试验人员签上姓名首字母，授权应当有证明
	（15）确定所有不良事件在 GCP、试验方案、IRB/IEC、申办者和有关官方管理要求所规定的期限内恰当地做了报告
	（16）确定研究者持有基本文件
	（17）通知研究者关于试验方案、SOP、GCP 和官方管理要求的偏差，并采取适当措施防止所发现的偏差再次发生

我国 GCP 的制定最早是在收集了各国以及世界卫生组织（WHO）GCP 的相关指导原则后酝酿起草的，经过广泛征求意见，又充分借鉴了 ICH GCP 的指导原则，再结合我国的实际情况，最终定稿并颁布实施的。同时，也在借鉴国外相关技术规范和考虑国内数据管理现状基础上由 CDE 和临床试验数据管理等相关专家经充分讨论后于 2016 制定、颁布了《临床试验的电子数据采集技术指导原则》，该指导原则通过对电子数据收集技术的概念和基本考虑，电子数据收集系统的基本技术要求以及在临床试验实施不同阶段的应用要求的详细阐述，帮助和指导相关各方，包括申办者、合同研究组织（CROs）、临床研究者等在临床试验中规范合理地应用电子数据收集这一技术。要求需将 GCP 的基本原则和要求落实到数据收集的 SOP 中去，而更重要的是每一个从事数据相关工作的人员都要按照这一标准操作规程，按时、保质保量地完成数据收集工作。国家食品药品监督管理总局食品药品审核查验中心（CFDI）也会对临床试验数据的真实性和完整性进行现场核查，要求根据 ALCOA+CCEA 要素来评价临床试验数据质量。

对数据管理的要求应该在研究起始和创建阶段就给予详细说明并评估其成本效益，按照法规和指南要求建立数据管理计划；然后选择合适的数据收集方式进行临床试验数据的收集和分析。

第二节 临床试验数据的类型

在临床研究开始前，需要对整个试验中的数据管理做出安排。首先要明确所要收集的数据及其类型。临床数据有的是直接用于药物的安全性与有效性分析，有的是用于试验的日常管理，还有的是监管机构的法规要求以及 GCP 的要求。这些数据可以分为识别代码、研究数据、管理信息和监管材料。区别这些数据，可以帮助数据管理人员更好地做好研究数据的管理工作。

一、 识别代码

当申办者或临床研究机构开始一项临床研究时，每一个 CRF 表上都会有用于识别受试者、研究基地或研究者的代码。在特定的研究中，这些代码具有唯一性，是相互区别的唯一标志。尽管代码的设置在各机构各不相同，但它们都起到非常重要的作用，以识别研究数据的来源。当对数据产生疑问时，便可以根据受试者的识别代码，追溯到研究者、研究基地或受试者，以便对数据进行进一步的查询。

二、 研究数据

临床试验研究数据是用于统计分析的，可直接达到试验方案中制订的研究目的，如药物的安全性与有效性。研究数据在研究方案中有明确定义，并获得研究项目组成员的同意。数据管理员的主要工作是管理临床研究数据。

研究数据的收集力求简明、清晰且有针对性，即收集的数据应只限于支持研究目的和支持研究的管理。过多地收集一些不必要或不相关的数据，只会对临床研究资源造成浪费，同时也会大大降低研究数据的质量。

在制订数据收集计划时，研究团队应当区别对待临床数据与临床研究数据。临床数据是有关受试者疾病状况、诊治过程的记录，这些内容一般记录在受试者的病历中。在临床研究中，不是所有的病历内容都要填写到病历报告表中。

另一方面，一些关键数据的缺失，也会对试验的结果产生不利的影响。临床研究中，随着试验的进行，受试者的一些数据是难以再现的。所以，对于数据管理员来说，及时发现缺失数据并及时纠正，是一项重要的工作。发现受试者重要数据缺失时，应及时查找原因，如果是因为 CRF 设计不当，可以通过修订 CRF 而得以纠正，以免类似错误再次发生。从这个角度上说，缺失数据发现得越早越好，一旦在研究结束后才发现重要数据的缺失，将对研究产生致命的影响。

　　为了避免数据的缺失，一般在研究计划阶段，统计师与主要研究者应制订一个"预"分析计划，勾勒出临床研究所要提交的报告，以及产生这些报告所需要的数据来源。这些数据一般涉及药物的安全性与有效性，是临床试验中的关键数据，必须得到数据管理员的重视。此外，研究数据中还包括一些参考数据，这些数据虽然不是来自临床研究过程中的受试者，但是它们对评价临床研究的结果会产生至关重要的影响。这类数据多见于一些外部数据的参考标准（或正常值范围）。各实验室的正常值范围应当纳入数据管理计划。当这些正常值范围发生变化（如使用新的分析方法、新的仪器或者是新的试剂）时，应及时通知数据管理机构。

　　除研究数据外，临床研究中通常还要收集管理数据以帮助对试验的管理。管理数据的量很大程度上取决于试验的大小和试验设计的复杂性。这些管理数据主要是涉及研究基地的机构名称、地址、电话和传真号，以及研究者姓名、职称和电子邮件地址等信息。由于在临床研究期间，申办者会因为各种原因需要与研究基地和研究者沟通交流，如 CRF 的修订、数据的质疑、CRA 的监查安排等。所以，申办者需要有一份研究机构联系人的详细信息。

　　管理数据也包括试验药品在各研究基地的信息数量、消耗、CRA 的分布、联系方式，以及它们各自所负责的基地、CRA 的监查计划以及监查文件等。这些管理数据的信息也需要在数据管理计划中具体列出。

三、　监管材料

　　临床研究中都要求具有一套遵从管理法规要求的文件。文件的内容与详细程度取决于研究类型与研究目的。用于药物上市计划的，由制药公司主持的临床研究所需要的文件要明显多于由研究者发起的学术性的临床试验。监管材料主要有：

　　（1）试验方案及其所有修订版本，以及经伦理委员会的核准。

　　（2）受试者的知情同意书。

　　（3）研究基地研究人员的资格证书等。

第三节　数据管理计划

数据管理计划（DMP）是一份书面文件，它详细地记录在某一特定的临床研究中，为提供准确、安全、有效和完整的，可用于临床研究统计分析的研究数据库，数据管理员所进行的数据收集和处理的全部工作。

一、　数据管理计划的目的

数据管理计划的目的是保证公司内部的临床研究数据管理工作的一致性、有效性和规范化，并促进临床研究各部门之间（数据管理、程序员统计师和临床核查员等）的沟通与交流，以建立一个高质量的数据库，用于研究分析。数据管理计划还可以明确数据管理中必须遵守的操作标准、数据管理的工作计划和工作安排，以及人员培训。

二、　数据管理计划的创作流程与创作要求

临床数据管理人员在获得了数据管理任务后要根据研究方案、工作范围、合同、数据分析计划、数据流程，以及数据管理标准规范等信息开始准备数据管理计划的初稿。初稿在得到程序员、统计师、临床监查员，以及涉及该研究项目团队的其他人员（如药代研究者和 QA 等）的评阅和同意批准之后在临床研究正式启动之前定稿，并发布至研究团队各个成员。在研究进行期间，研究方案的修订或者研究程序的修改，可能会涉及数据管理计划的修改。每一次数据管理计划的重要修改必须得到相关研究团队成员的核准，并以不同文件版本的形式加以区别，以记录数据管理工作中所做的各种修改。也就是说，数据管理计划的每次修订都必须严格遵守变更控制的要求，并进行版本控制。

当临床研究结束后，数据管理计划（及其各版本）与其他临床研究文

件一起归档保存。数据管理计划作为权威文件在研究开始前对研究过程中可能预见到的问题提供各方都同意的解决方法，同时数据管理计划也要记录在实际研究中遇到的各种重要问题（如在研究过程中做出的研究方案修改、研究过程的变更使得 CRF 也随之更改、数据管理过程的变化、研究基地的添加或减少、使用新的计算机软件等）以及解决这些问题的方法。目前，数据管理计划已经成为临床研究中数据管理的标准规范，是对临床研究数据管理部门必需稽查的文件，因此要求数据管理计划必须遵守国家的法律，官方的（FDA、ICHGCP）指导原则，以及公司内部的 SOP 或工作指南等，以支持有关方面的稽查或检查。数据管理计划文件要具有规范化和专业化。各数据管理机构的职责范围及工作流程各不相同，所以，数据管理计划的形式和内容也不尽相同。一般说来，数据管理计划的基本要求是遵守国家的法规、业界的标准以及机构的操作规范，明确规定数据管理人员在数据收集、数据处理和质量控制等过程中的责任。

三、　研究方案对数据管理员的要求

数据管理员在整个临床研究中要密切注意研究中的关键变量的数据质量，确保它们百分之百准确无误。此外，临床研究方案还应对试验的质量控制和质量保证、伦理学要求和研究资料的保存等都做全面的规定。总之，临床研究方案是临床试验的指南。数据管理员应努力遵守研究方案中规定的程序，并以之作为数据管理工作的依据与指导。

这些都要求数据管理员：

（1）具有扎实的基础：要做好数据管理，具有相关医学背景知识非常重要。在接受一个项目后，最好能阅读相关教材，查阅相关的文献，对该药的适应证有一定了解，并了解相关指标的临床意义。不要被不懂的医学术语或者是复杂的研究程序所吓倒。如果遇到研究方案中不明白的单词或程序，或查找字典，或者向有经验的同事请教。

（2）吃透方案：要熟悉试验目的、每一指标的采集过程、指标之间的逻辑关系；对不确定的地方、有歧义的地方要与项目经理很好地沟通。

（3）工作中要认真仔细：其中包括认真撰写数据管理计划，认真审查数据的质量，同时不断总结经验，吸取教训。

（4）始终清楚所要收集数据的内容，以及收集的时间：努力理解研究方案中的内容，特别是研究整体计划、入选/排除标准、给药时间与剂量、理解各个周期/访视的起始时间点、各访视需要收集的 CRF 内容，以评估研究方案对 CRF 设计以及数据审查的影响。将研究方案中的要求与数据管理工作（如 CRF 设计、CRF 填写指南、逻辑检验、关键数据项、数据审查等）紧密结合起来。这样不仅能帮助理解研究方案的内容，同时也会发现这些工作是否切实可行。

（5）数据管理员应及早了解研究方案。在研究方案审评期间，应努力发现研究方案中存在的不一致并及时反馈，例如，比较临床研究流程表与文字描述中的不一致部分，实验室检查是否始终应用于某一特定的人群，以及访视、检查程序和检测时间等时间窗口的设定是否有效与一致等。

（6）重视临床试验中常用的主要变量以及知情同意签署的时间，受试者的年龄、性别，随机化状态，分组状况，试验完成情况和严重不良事件等数据的质量。

（7）熟悉并掌握相关数据管理工具和软件的应用。

第四节　数据管理流程

严格的数据管理流程（图 4-1）是临床数据质量的重要保障。

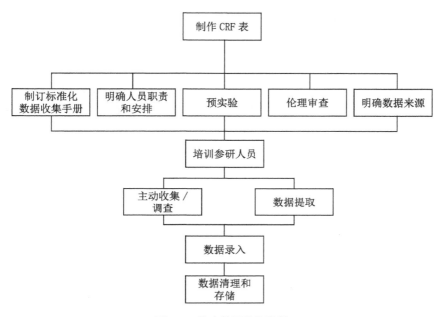

图 4-1　临床数据收集流程

数据管理的工作流程应包含数据采集/管理系统建立,病例报告表(Case Report Form,CRF)及数据库的设计,数据接收与录入,数据核查与质疑,医学编码,外部数据管理,盲态审核,数据库锁定、解锁及再锁定,数据导出及传输,数据及数据管理文档的归档等数据管理过程。

数据流程应包含临床试验中所有类型数据的生成、采集、传输、导入、导出、存档等的位置、负责单位/人、期限等。详细列出每一种类型的试验数据流程,便于明确各种类型和介质数据的管理,如 CRF 数据、中心实验室检测数据、药代动力学检测数据、电子的患者报告结果(Electronic Patient Reported Outcome,e-PRO)数据、影像学数据等。

一、 采集/管理系统

长期以来,临床研究数据的收集一直是以纸质的形式(图 4-2),由研究者(医生、护士和研究助理等)在临床试验机构/研究基地将收集到的受试者数据，填入事先设计并打印成册的 CRF 中。完成后的 CRF 被送交到申办者（或其委托的）数据管理机构。CRF 数据经录入人员录入数据库后，数据管理员检查数据的质量。一旦发现数据问题时，数据管理员通过发出质疑表要求研究者对数据问题加以澄清，以解决数据的质量问题。当所有数据的澄清工作完成后，便可进行数据库的锁定，数据库的数据可用于统计分析报告。

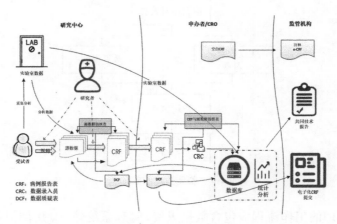

图 4-2　纸质临床研究示意

纸质 CRF 过程存在不少缺陷：

（1）数据在多个节点被转抄或转录，中间容易产生错误：从源数据到 CRF，从 CRF 到数据库。

（2）纸质 CRF 的传输（基地→监查员→数据管理机构）需要较长的时间，一旦数据出现错误，发现错误的时间会很长。

（3）纠正这些错误数据的时间也会很长。

质疑表的发出：数据管理机构→监查员→基地研究者。

质疑表的接收：基地→监查员→数据管理机构。

（4）质疑的解决与问题的更正，临床数据的分析报告就会延迟。

（5）申办者无法实时发现研究中存在的问题将严重地影响药物申报。

针对这些问题，20 世纪 70 年代中期，生物学研发研究所（BRD）的合同研究组织，承包了雅培制药公司的研究者"网络"项目，将临床研究者的计算机与申办方的主机直接相连，以达到临床研究数据的直接录入然后BRD清理这些数据，并向雅培制药公司提供数据报告。在该系统中，数据由研究者在研究基地直接录入计算机，通过使用调制解调器（Modem）的连接，经电话线传送给申办者，以便及时进行医学审查。这便是电子数据收集技术（EDC）的雏形。

EDC是一种临床试验数据的收集技术，这种技术主要通过因特网（Internet）将临床试验数据以电子化的形式（而不是以纸质形式）传递给申办者。经过20世纪90年代互联网的发展，特别是网络技术的广泛应用，使得临床研究数据的收集方式发生了革命性的变化，彻底改变了传统的数据收集模式以及数据管理的流程。

EDC研究的流程如图4-3所示，其中最常见于以下几种情况。

（1）临床实验室数据以电子方式传送给申办者，并直接批量载入数据库，而不是由申办者人工录入。

（2）受试者数据直接经仪器收集。

（3）受试者直接记录与电子设备（如电子日记）的信息。

（4）研究者或者研究助理将受试者的信息直接录入到计算机，而不是先记录在纸上。

（5）研究者或者研究助理先将受试者的信息记录在纸上，然后研究现场，再将其录入计算机，并传送给申办者或其委托的CRO，而不是手工填写在病例报告表中。

以EDC系统提供数据录入界面将数据填入eCRF，数据经网络存储于申办者的数据库。根据所使用的数据管理系统及其EDC系统的功能，系统随即启动事先设置好的逻辑检验程序，逻辑检验中的任何发现将及时反馈给录入者，以及时更正。一般估计，60%～80%的"问题"数据在这个阶段得到解决。另外20%～40%的"问题"数据将在数据质量审查和临床医学审查时经人工检查发现，并通过EDC内部的质疑流程，在EDC系统内部得以解决。

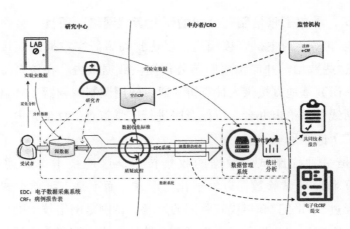

图 4-3　EDC 临床研究

二、 数据管理步骤与任务

1.CRF 及数据库的设计

CRF 的设计必须保证收集试验方案所规定并满足统计分析需求的所有数据。

不论是何种数据记录方式，均需对相应 CRF 填写指南的建立和管理有所阐述。

数据库的设计通常按既定的注释 CRF 和（或）数据库设计说明执行，建立逻辑核查，经用户接受测试（User Acceptance Testing，UAT）合格后方可上线使用。数据管理计划中对此过程应进行简要描述和说明。

2. 数据的接收与录入

数据管理计划应明确阐述数据采集、接收和录入的方式和过程。

临床试验研究者或临床研究协调员（Clinical Research Coordinator，CRC）应依照 CRF 填写指南，准确、及时、完整、规范地填写 CRF。在数据录入前需制订数据录入说明，确定数据录入的要求及方式。纸质 CRF 常用双人双份录入，电子 CRF 由临床研究者或由其指定的 CRC 直接录入。纸质 CRF 表还需定义完成 CRF 的发送、转运、接收方式，如传真、邮寄、监查员收集等。同时定义收集频率及记录文件接收的格式等。

3. 数据核查与质疑

在进行数据核查之前，应制订详细的数据核查计划（Data Validation Plan，DVP），明确数据核查内容、方式与核查要求。数据核查通常需要数据管理人员、监查员、医学人员及统计师等共同完成。

4. 医学编码

医学编码是把从 CRF 上收集的不良事件、医学诊断、合并用药、既往用药、既往病史等的描述与标准字典中的术语进行匹配的过程。如采用医学编码，数据管理计划需详细描述编码流程、编码工具、编码字典及版本，以及执行编码的相关标准文件。

5. 外部数据管理

临床试验外部数据包括实验室数据、电子日志、ePRO、随机化数据等。针对外部数据的管理，数据管理计划中应列出数据传输协议，包括数据类别、数据提供者、数据格式、传输方式、传输频率等，以及对外部数据进行质控的措施，如传输测试、一致性核查等。对于盲态的外部数据，如血液样品中的药物浓度或某些关键数据等，需描述此类数据的管理流程。

6. 盲态审核

列出数据盲态审核的要求，并在计划中描述盲态审核操作的具体流程。一般地，数据盲态审核时应对所有数据质疑、脱落和方案偏离的病例、合并用药和不良事件的发生情况以及分析数据集的划分进行最终确认。

7. 数据库锁定、解锁及再锁定

数据管理计划应详细说明数据库锁定的流程、负责人及执行的 SOP 文件。

数据库锁定后的解锁和再锁定，应事先规定并详细说明其条件和流程。

8. 数据导出及传输

描述数据的导出和传输的文件格式、导出内容（数据库、变量名及变量值编码）、提交程序及传输介质，传输介质应符合国家法规和监管部门要求。

9.数据及数据管理文档的归档要求

试验数据及录入/导入数据库的时间、录入者、数据稽查轨迹及数据管理过程形成的文档都需要完整保存。数据管理过程形成的数据通常包括但不限于:临床试验数据、外部数据、数据库元数据信息、实验室检测参考值范围、逻辑检验及衍生数据变更控制列表、数据质疑表和程序代码等。数据管理过程形成的文件通常包括但不限于:数据管理计划、空白CRF、CRF填写指南、完成CRF的PDF格式文件、注释CRF、数据库设计说明、数据库录入说明、数据核查计划、数据质控核查报告等。

数据管理计划中应明确需要存档的试验数据、管理文件、介质、归档方式及时限。

三、 质量控制

数据管理计划需确定数据及数据管理操作过程的质控项目、质控方式(如质控频率、样本选取方式及样本量等)、质量要求及达标标准、对未达到预期质量标准的补救措施等。

数据管理报告的基本内容:数据管理报告应全面且详细陈述与数据管理执行过程、操作规范及管理质量相关的内容,包括参与单位/部门及职责、主要时间节点、CRF及数据库设计、数据核查和清理、医学编码、外部数据管理、数据质量保障、重要节点时的数据传输记录、关键文件的版本变更记录,并描述与数据管理计划的偏离。

1.参与单位/部门及职责

数据管理报告应列出数据管理涉及的所有单位/部门及其在数据管理各步骤的职责。

2.数据管理的主要时间节点

数据管理各步骤的时间节点可体现数据管理工作的时效性及数据质量,数据录入与数据清理不及时可能有损数据质量。可采用列表方式描述各主要时间节点的起止时间,包括数据录入、数据清理、外部数据管理、数据质控、数据锁库、数据传输、文档归档等主要步骤。

3.CRF 及数据库设计

描述 CRF 及数据库设计各主要步骤的执行情况及具体工作内容 / 方法，包括 CRF 设计、编制 CRF 填写指南和注释 CRF、形成数据库设计说明以及数据录入说明、数据库建库及数据标准、数据库测试情况等。

4. 数据核查和清理

数据管理报告应描述数据质疑的总体情况，并按照疑问类型进行归类汇总。为体现质疑的及时性，数据管理报告应描述质疑生成到答疑的时长（中位天数及其范围）。针对质疑管理中的主要异常问题，数据管理报告应描述出现问题的原因或说明，如质疑数量过高 / 过低的临床中心 / 研究者、答疑时间过长等。

数据管理报告应描述是否有不同于临床数据库的严重不良事件数据库，如有则应描述一致性核查情况，包括试验严重不良事件（Serious Adverse Event，SAE）总数、被核查的 SAE 数量及 SAE 核查频率等，对未核查的 SAE 以及经核查不一致的 SAE 应当详细说明其不一致点和修正情况。

5. 医学编码

对所采用的医学编码，数据管理报告应描述各项内容编码采用的字典名称及其版本号，并列出各项内容的编码数量。

6. 外部数据管理

描述外部数据的种类，并描述各类外部数据的来源单位、数据传输协议、数据传输起止日期、传输频率及方式，以及是否执行外部数据的一致性核查和核查结果等。对盲态的外部数据需重点描述维持其盲态的措施。

7. 数据管理的质量评估

在数据库锁定前进行数据质量评估，评估并报告的内容应包含计划与实际发生的临床数据录入天数（针对纸质 CFR）、质控过程发现并纠正的问题的数量等。

描述数据管理过程中进行数据质控核查的次数，每一次质控核查需描述核查时受试者总例数、关键指标错误率、非关键指标的抽样例数、抽样比例及依据和错误率。

数据管理应当严格按照数据管理计划执行，如实际操作中有任何不一致，报告中需详细描述其发生原因，并进一步阐述对数据质量的影响。如数据管理接受稽查或视察，应当描述稽查承担单位、稽查时间、稽查发现的主要问题、采取的纠正和预防措施等。

8. 重要节点时的数据传输记录

试验数据管理过程中可能需要多次数据传输，数据管理报告应描述重要节点的传输记录，包括期中分析的数据传输、数据锁定后向统计分析单位或申办者的传输，以及向药品监管部门的提交等。描述内容应当包含传输的数据集名称、传输日期、接收单位、传输格式，以及原数据集的储存/备份地点、责任单位/人。

9. 关键文件的版本变更记录

数据管理报告应详细列出与数据管理相关的重要文档的版本变更记录，包括试验方案、CRF、数据库（包括 eCRF 与逻辑检验程序）及数据管理计划的版本变更记录，并描述各版本执行日期、修正内容及修正原因等。

10. 报告附件

以下报告附件作为关键性文件，应视为数据管理报告不可缺少的内容。

（1）空白 CRF。

（2）注释 CRF （可提交电子版）。

（3）数据库锁定清单及批准文件。

（4）数据核查计划 DVP。

第五节 统计分析

统计师在临床研究中的主要工作是建立统计分析计划，建立数据报告的图、表和列表以及撰写统计分析计划。统计分析还包括样本量的估算以及统计分析数据集的建立。除了试验的主要目的，样本量的估算主要考虑以下因素：

（1）主要指标的名称与性质（定量指标还是定性指标）。

（2）研究总体参数的估计值（根据文献或者是预试验结果获得）。

（3）临床上有意义的差值。

（4）检验统计量。

（5）检验假设

（6）Ⅰ类错误和Ⅱ类错误的概率等。

临床试验所采用统计分析方法应根据统计学原理，明确统计检验的单、双侧性，有统计意义的检验水准，不同性质资料的统计描述和检验假设，以及使用的统计软件名称及其版本。同时还要确立脱落受试者的数据处理，缺失值处理、剔出无效及异常值的标准和处理方法。数据在做统计分析前，数据管理人员应注重主要变量（也称关键变量或主要疗效指标）等关键数据的收集、核查与验证。由于这些数据对于试验的结论（有效性与安全性）有至关重要的影响，因此，必须确保它们的准确性与可靠性。

一、 统计分析的一般考虑

统计分析计划（Statistical Analysis Plan，SAP）是比试验方案中描述的分析要点更加具有技术性和有更多实际操作细节的一份独立文件，包括对主要和次要评价指标及其他数据进行统计分析的详细过程。临床试验的统计分析有其特殊性，统计分析计划应当由具有参与临床试验经验的统计学专业人员起草，要求全面而详细地陈述临床试验数据的分析方法和表达方式，以及对预期的统计分析结果的解释。统计分析计划初稿应形成于试验方案和CRF确定之后，在临床试验进行过程中以及数据盲态审核时，可以进行修改、补充和完善，不同时点的统计分析计划应标注版本及日期，正式文件在数据锁定和揭盲之前完成并予以签署。如果试验过程中试验方案有修订，则统计分析计划也应做相应的调整。如果涉及期中分析，则相应的统计分析计划应在期中分析前确定。

统计分析报告（Statistical Analysis Report，SAR）是根据统计分析计划，对试验数据进行统计分析后形成的报告，是临床试验结果的重要呈现手段，是撰写临床研究报告（Clinical Study Report，CSR）的重要依据，并与统计分析计划一起作为药物注册上市的申请材料提交给监管部门，用于对临床试验结果的评价。

二、 统计分析计划的基本内容

统计分析计划的基本内容涵盖了设计的类型、比较的类型、随机化与盲法、主要指标和次要指标的定义与测量、检验假设、数据集的定义、疗效及安全性评价和统计分析的详细计划。确证性试验要求提供主要指标的分析原则及预期分析方法。探索性试验通常描述概括性的原则和方法。

（一）试验概述

试验概述是试验方案中与统计学相关的部分，常可直接摘录。一般包括以下主要内容。

1. 研究目的

临床试验的主要目的和次要目的。

2. 设计类型

如平行设计、交叉设计、析因设计、成组序贯设计等。

3. 对照类型

如安慰剂对照、阳性对照、剂量组对照等，需说明试验选择的对照类型及理由。

4. 随机化方法及其实施

明确随机化方法，如区组随机、分层随机及其分层因素等。

5. 盲法及设盲措施

说明是单盲还是双盲，设盲措施是双盲单模拟、双盲双模拟等，以及保持盲态下执行统计分析的措施。若采用开放设计，需充分说明无法实施盲法的理由。

6. 样本量

计划入组的受试者数量及其计算依据。若采用成组序贯设计应说明不同阶段的样本量。

（二）评价指标

统计分析计划中应清晰描述主要指标和次要指标的定义，包括具体观察和测量的方法、观察时点、指标属性。如果主要指标需要通过计算得到，则需给出相应的计算公式。

（三）分析数据集

根据不同研究目的，在统计分析计划中需明确描述数据集的定义。临床试验的分析数据集一般包括 ITT/ 全分析集（Full Analysis Set，FAS）、符合方案集（Per Protocol Set，PPS）、安全性数据集（Safety Set，SS）。在定义分析数据集时，需遵循两个原则：①尽可能地减小偏倚；②控制 I 类错误的增加。

（四）缺失数据和离群值的处理

缺失值和离群值是临床试验中潜在的偏倚来源之一，但在实际的临床试验中往往难以避免。因此，一方面在试验的计划、执行过程中应有必要的措施尽量避免其发生，另一方面在统计分析计划中应预先说明主要疗效指标缺失值的填补方法及理由，离群值的处理方法应当从医学和统计学两方面去考虑，并在统计分析计划中明确描述。

（五）统计分析方法

统计分析应建立在真实、准确、完整和可靠的数据基础上，应根据研究目的、试验方案和观察指标的类型选择国内外公认的统计分析方法。应给出不同类型资料的描述及统计推断方法，明确采用的单双侧检验及其水准，并说明所采用的统计软件及版本号。

1. **比较类型和检验假设**

明确临床试验的比较类型，如优效性检验、非劣效性/等效性检验及其界值等。写出主要指标进行统计学检验的原假设和备择假设及其检验水准等。

要注意多个主要指标、多个比较组、多个时间点的比较、期中分析、亚组分析等情况的多重性问题，说明控制Ⅰ类错误率的措施。

2. **人口学资料和基线特征分析**

说明对于人口学等基线资料根据数据性质进行描述统计分析的具体方式。

3. 依从性和合并用药分析

对于依从性和合并用药的分析，说明所采用描述性统计分析的具体方式，并说明对依从性差、具有合并用药的受试者具体情况的描述方式。

4. **主要指标的分析**

说明主要指标分析采用的统计分析方法和统计分析模型。分析模型的选择要注意考虑指标的性质及数据分布的特性。处理效应的估计应尽量给出效应大小、置信区间和假设检验结果。有些基线特征变量在统计分析中可作为协变量处理，但必须在统计分析计划中事先说明。

在确证性试验中，只有统计分析计划中事先规定的统计分析内容才可以作为确证性试验的证据，其他的分析结果只能是探索性的。

5. **次要指标的分析**

对于次要指标的统计分析，处理效应的估计也需要尽量给出效应大小、置信区间和假设检验方法。

6. **安全性分析**

安全性分析的资料主要来源于受试者的主诉、症状、体征以及实验室检查结果等，所有安全性指标在分析中都需要高度重视，应考虑对不良事件采用统一的编码词典进行编码。对于安全性数据的分析需说明所采用的统计学分析方法。

对不良事件的分析，应按事件发生的频数、频次和发生率描述，必要时进行组间发生率的比较。分析计划中需说明各种不良事件/反应的分类和汇总方式，以及所采用的具体不良事件编码词典名称及其版本号。

7. 其他分析

除以上的分析之外，有时还考虑期中分析、亚组分析、敏感性分析等。

期中分析的时点（包括日历时点或信息时点）、具体实施方式和所采用的 α 消耗函数等应当事先制订计划并在试验方案中阐明。对于确证性临床试验，原则上不得进行计划外期中分析，如由于特别情况进行了计划外期中分析，则在研究报告中应解释其必要性以及破盲的程度和必要性，并提供可能导致偏倚的严重程度以及对结果解释的影响。

当涉及亚组分析时，需要对亚组给出明确定义。对于非预先规定的缺失数据的填补、离群值、亚组分析、不同数据集的分析、不同协变量的调整等，可进行敏感性分析，考察对试验结果的影响。

（六）图表模板

统计分析结果通常以统计分析表或图的形式呈现，计划中应该以简明的格式、精炼的文字描述所有相关信息。

三、 统计分析报告的基本内容

统计分析报告是对临床试验的统计设计、分析、结果的总结，是临床试验报告的基础和依据，其基本内容包括：试验概述、统计分析方法、统计分析的结果与结论，一般采用统计表和统计图表示。统计分析报告中的所有结论应使用准确的统计学术语阐述。

（一）试验概述

统计分析报告中的试验概述应与统计分析计划一致。

（二）统计分析方法

统计分析报告中的统计分析方法应与统计分析计划一致。

（三）统计分析结果

1. 受试者的分布

统计分析报告中应写明所有入组的受试者的分布情况，包括筛选例数、筛选失败例数及原因、参与随机化的例数、各组脱落或剔除受试者的例数、百分比等，以及方案偏离情况、各分析数据集的分布。除文字、表格描述外，应采用流程图的方式描述受试者的分布情况。

详细描述每一位因脱落 / 剔除等原因未进入各分析数据集的受试者的情况，如受试者编号、中心、入组时间、脱落或剔除原因及时间等。

2. 人口学资料和基线特征分析

对于人口学资料、既往病史、家族史、药物过敏史以及疗效指标的基线值等数据常采用统计描述的方式进行可比性分析。计量资料一般用均数、中位数、标准差、四分位数、最大值和最小值等进行描述；计数及等级资料一般用频数和百分比描述。

3. 依从性和合并用药分析

根据依从性定义，报告各受试者完成试验的情况，包括研究时间、药物暴露时间、药物使用量等情况，列表描述依从性差的受试者、依从性差的具体原因及进入分析数据集情况。

对于合并用药分析，需列出合并药物的详细情况，如受试者编号、中心、组别、合并药物名称、使用原因、开始时间、结束时间等，进行组间合并用药的比较。

4. 疗效分析

对于主要和次要疗效指标，需根据事先确定的统计分析方法进行统计描述和统计推断，可能包括指标基线情况、治疗后各访视点的测量值及前后变化情况，以及变化值组间差异的描述统计量、置信区间和组间比较的检验统计量及 P 值等。

对于主要指标，应报告效应大小、置信区间和假设检验结果，根据事先确定的标准，从统计学角度判断主要指标的优效性／非劣效性／等效性的假设是否成立。

5. 安全性分析

安全性分析应按统计分析计划给出统计分析结果。需要分类汇总各种不良事件／反应，包括一般的和严重的不良事件／反应、重要不良事件、导致脱落的不良事件／反应的发生率、严重程度及可能进行的组间比较。并列表描述每位受试者每项不良事件／反应发生的详细情况，包括不良事件／反应的类型、严重程度、发生和持续时间、结局以及与试验药物及药物剂量的关系等。

对实验室指标的比较和评价，主要关注治疗前正常而治疗后异常的发生情况，以及治疗前异常但在治疗后加重的受试者，需列表描述上述两种情况。生命体征、心电图、体格检查以及其他安全性相关指标的分析与实验室检查指标的分析类似。必要时，进行实验室指标前后变化及组间比较。

（四）统计学结论

根据主要指标的统计分析结果，结合研究的设计类型、样本量、试验实施情况、次要指标及敏感性分析结果等阐述证据的充分性和结果的稳健性，并给出统计学结论：明确针对主要指标的统计假设是否成立，并简要描述安全性的主要统计结果。

（五）报告附件

以下报告附件作为关键性文件，应视为统计分析报告不可缺少的内容。

（1）原始数据库、分析数据库及相应的变量说明文件（数据库应为 SAS XPORT 传输格式，xpt 格式）。

（2）受试者分布流程图。

（3）随机化方案（含随机分配表）。

（4）盲态审核决议。

（5）补充正文的统计附图和附表。

（6）SAS 分析代码（必要时）。

（7）统计方法的发表文献（必要时）。

四、 亚组分析的考虑

药物临床试验招募的大量受试者在很多方面具有不同的特征，包括与疾病相关的方面（如肿瘤的转移与否）以及与疾病不直接相关的方面（如年龄、性别、种族等）。亚组分析是指在药物临床试验中，除将所有受试者作为一个整体人群进行统计学分析外，研究者有时会尝试对其中具有某项共同特征的部分人群（亚组）进行分析。

亚组分析有的是在临床方案中（事先）便计划要开展并进行了相关设计，也有的是在临床试验结束后（事后）才决定进行的探索性亚组分析，两种情形的目的不同，结论及其应用也有所不同。需要指出的是，只有事先设计好的确证性亚组分析的结论才可能作为药物申请注册上市的直接依据。

（一）亚组分析在药物临床试验中的运用

人用药品注册技术要求国际协调会的指导原则（ICH E3）指出："进行亚组分析不是试图去挽救一个非支持性的临床研究结果，而是为进一步研究提出值得检验的假说，或帮助完善药品说明书的信息（如患者人群、用药剂量的选择等）。"正确运用亚组分析有时可以通过缩小应用人群而帮助改变一个受试药物被彻底淘汰的命运。

易瑞沙（IRESSA，吉非替尼）的研发和注册过程就是亚组分析应用的一个例证。美国 FDA 于 2003 年 5 月根据 Subpart H 加速批准法规有条件批准了易瑞沙上市，用于二线单药治疗"既往接受基于铂剂的化学治疗和多西他赛化疗两种治疗均无效的局部晚期或转移性非小细胞肺癌"患者。为评估试验内部一致性，FDA 对某项研究结果进行了探索性亚组分析，结果显示全体受试者中的女性、亚洲人群、不吸烟或很少吸烟者几个亚组人群对易瑞沙显示出相对更优的客观肿瘤缓解率（女性：男性 =25.0%：5.3%，亚洲人群：白种人 =40.0%：11.5%，非吸烟者：吸烟者 =38.1%：2.2%）。随后的大型临床研究结果验证了上述结论。另有数据显示亚洲人种 EGFR 突变率为 30%~50%，高于欧美人种约 10%，由此在 IPASS 研究中进行了生物标志物亚组分析，结果显示 EGFR 突变阳性受试者服用易瑞沙的 PFS 相对突变阴性者更长（HR 为 0.48，95%CI 为 0.36，0.64，$P < 0.0001$）。上述结果使易瑞沙的研发公司阿斯利康将其市场定位于亚洲国家。这些研究结果导致 FDA 于 2005 年 6 月限制了易瑞沙在美国人群中的使用以及欧洲的撤市，而我国 SFDA 将易瑞沙在我国应用的适应证在原来的"既往接受过化学治疗的局部晚期或转移性非小细胞肺癌"基础上增加了"用于表皮生长因子酪氨酸激酶基因具有敏感突变的局部晚期或转移性 NSCLC 的一线治疗"。

综上，亚组分析的运用包括如下几点：①评估试验内部一致性；②有助于发现药物研发新线索；③有助于发现具有最佳效益风险比的用药患者人群；④有助于更加全面、深入地认识疾病和药物的效应机制；⑤帮助完善药品使用说明书的信息（如患者人群、用药剂量的选择等）。

评估不同亚组人群间治疗效应的一致性是药品管理当局通常关心的一个问题。可能导致疗效异质性的因素包括性别、年龄、种族、地区、疾病基线情况、肝脏 / 肾脏损害、吸收或代谢差异、治疗史和合并用药等。如果某因素导致了疗效异质性，那么就必须运用亚组分析方法对该因素（或其不同层次）人群的药物疗效或安全性特征进行阐述，以获得药物的全面信息。

（二）进行亚组分析需要关注的问题

1. 确证性亚组分析必须在临床方案中事先确定

亚组分析方法在临床试验中的常见运用有两种，一是在基于全体受试人群分析得到阳性结果后运用亚组分析考察试验内部一致性或探索发现最佳效益风险比人群，二是得到阴性结论后运用亚组分析以期得到部分人群的阳性应用结果。如果事先未在临床方案中有所设计，而是事后进行亚组分析可能会导致药品管理当局和申请者得出不同结论，事后进行的亚组分析由于可能破坏预定的随机化而引入偏倚从而使所下结论不够稳健甚至错误，其分析结果并不能作为确证性结论用以申请药物注册上市，而只能作为探索性结果为进一步研发提供线索，并需要针对性的确证性研究进行确认。

2. 其他问题

因为涉及假设检验的多重性问题，在进行确证性亚组分析时，必须充分控制试验假阳性率，可以采用 Bonferroni 方法调整 α。

ICH E9 中指出：当以协变量因素"调整后的结果数值可疑时，建议将未校正的分析结果作为主要依据，而将校正后的分析结果作为支持性依据"；"多数情况下，亚组分析和交互作用分析都是探索性的，他们都是用以探索发现总体疗效在不同情况下的一致性"。

另外，基于全部受试人群得到的结论可靠性要远大于只基于部分人群分析的结论可靠性。亚组分析将不可避免地带来一定的试验偏差。

一般而言，如果研究者在分析Ⅲ期确证性临床试验结果时进行亚组分析，并期望将其结果作为上市注册的直接证据时，须考虑满足以下前提条件：①事先明确定义和设计亚组；②对亚组的检验效能有所考虑；③根据亚组分层进行随机化；④对 α 进行恰当的调整；⑤对该亚组确定恰当的统计分析计划（SAP）。

（三）结语

亚组分析方法在药物临床试验结果分析中的运用日益广泛，同时人们也开始结合运用基因和生物标记物方法，探索研究最佳效益风险比人群。但是不正确地运用亚组分析可能会导致错误的结论。

必须正确解释亚组分析结果：对于随机对照临床试验结果的解释，重点关注应该是全体受试人群的治疗效应，而不是亚组分析结果和亚组效应；应充分认识到事先定义的与事后开展的亚组分析之间的差异；不应过分解释亚组分析结果，除非有强有力的支持性证据证明，或者事先有相应的假设假定。尤其当证据表明某治疗作用只在一个亚组人群显示疗效时，更应提高警惕。

在审评国内企业提交的临床试验数据时，我们常会见到不恰当运用亚组分析方法的现象，希望本文能有助于相关人员在设计临床方案以及分析数据时，正确理解和恰当地运用亚组分析手段更好地服务于药物的临床研发。

参考文献

[1] CFDA. 药物临床试验质量管理规范（GCP）. 2003.

[2] CFDA. 药物临床试验的生物统计学指导原则. 2016.

[3] CFDA. 临床试验数据管理工作技术指南. 2016.

[4] CFDA. 化学药物临床试验报告的结构与内容技术指导原则. 2005.

[5] 中国临床试验数据管理学组（CDMC）. 数据管理计划的结构和内容 [J]. 药学学报，2015，50（11）：1388-1392.

[6] 中国临床试验数据管理学组（CDMC）. 数据管理总结报告 [J]. 药学学报，2015，50（11）：附录.

[7] THATCHER N, CHANG A, PARIKH P, et al. Gefitinib plus best supportive care in previously treated patients with refractory advanced non-small-cell lung cancer：results from a randomised, placebo-controlled, multicentre study（Iressa Survival Evaluation in Lung Cancer）[J]. Lancet, 2005, 366：1527-1537.

[8] 颜崇超. 医药临床研究中的数据管理 [M]. 科学出版社，2011.

[9] EMA. Points to consider on multiplicity issues in clinical trials[S]. 2002. http：//www. ema. europa. eu/ema/pages/includes/document/open_document. jsp? webContentId=WC500003640.

[10] SARA T BROOKESA, ELISE WHITELYA, MATTHIAS EGGER, et al. Subgroup analyses in randomized trials：risks of subgroup-specific analyses; power and sample size for the interaction test[J]. J Clinical Epidemiology, 2004, 57（3）：229-236.

[11] DAVID I COOK, VAL J GEBSKI, ANTHONY C KEECH. Subgroup analysis in clinical trials[J]. Med J Aust, 2004, 180（6）：289 - 291.

[12] BAKER S G, KRAMER B S, SARGENT D J, et al. Biomarkers, Subgroup Evaluation, and Clinical Trial Design[J]. Discov Med, 2012, 13：187 - 192.

[13] ASSMANN S F, POCOCK S J, ENOS L E, et al. Subgroup analysis and other（mis）uses of baseline data in clinical trials[J]. Lancet, 2000, 355：1064 -1069.

[14] ROTHWELL PM. Subgroup analysis in randomised controlled trials：importance，
      indications，and interpretation[J]. Lancet，2005，365：176-186.

[15] HERNÁNDEZ A V，BOERSMA E，MURRAY G D，et al. Subgroup analyses in
      therapeutic cardiovascular clinical trials：are most of them misleading[J]. Am Heart J,
      2006，151：257‐264.

（石海刚　王　杨）

第五章 真实世界研究

一、 发展概述

　　早在 1967 年，Botts 和 Edlavitch 就指出受到严格控制的临床试验条件可能与真实的医疗实践的环境不同；同年，Schwartz 等首次将临床试验按照其用途分为解释性/功效性临床试验（Explanatory Trial）和实用性/实效性临床试验（Pragmatic Trial），从而拉开了真实世界研究的序幕；1993 年由 Kaplan NM 教授在《雷米普利治疗高血压病的前瞻性研究》中正式提出了真实世界研究（Real World Study，RWS）的概念，并逐渐受到业界关注。美国国会于 2007 年将 RWS 作为医疗卫生改革的主导方向，其后各发达国家也陆续通过 RWS 评价医疗卫生干预措施的成本和效果。尤其是 2016 年底，美国国会公布的《21 世纪治愈法案》，提出将采用 RWS 产生的证据用于药品和医疗器械的审批，引起业内的极大关注。目前，在以药械监管、医保决策、医疗健康管理为代表的三个关键领域，来自真实世界研究的证据已越来越成为政府部门、医疗卫生执业者和其他利益相关方共同关注的话题。

　　RWS 在 2011 年的首届中国实效研究和循证医学高峰会议上首次开展官方讨论；随后国内多个学术组织先后发布了多个有关 RWS 的指南性文件，

从多个维度对其进行规范和引导。2020 年 1 月，国家药品监督管理局药品审评中心发布了《真实世界证据支持药物研发和审评的指导原则（试行）》，宣告了国内真实世界证据用于支持药品上市监管决策的可行性。

二、 相关定义

（一） 真实世界数据

FDA 在《真实世界证据方案的框架》和《使用真实世界证据以支持医疗器械监管决策》中将真实世界数据（Real World Data，RWD）定义为与患者健康状况有关的和（或）日常医疗过程中收集的各种来源的数据。例如，电子健康档案（Electronic Health Record，EHR）数据、电子病例（Electronic Medical Record，EMR）数据、医保数据（Medical Claims Data）、产品和疾病登记中心的数据、患者报告数据（包括居家环境）、其他健康检测（如移动设备）的数据等。

国家药品监督管理局药品审评中心（NMPA CDE）将真实世界数据定义为：与患者使用药物以及健康状况有关的和（或）来源于各种日常医疗过程所收集的数据。其来源包括：

1. 卫生信息系统（Health Information System，HIS）

类似于 EMR/HER，包括结构化和非结构化数据字段的数字化患者记录，如患者的人口学特征、临床特征、诊断、治疗、实验室检查、安全性和临床结局等。

2. 医保系统

医保系统包含有关患者基本信息、医疗服务利用、处方、结算、医疗索赔和计划保健等结构化字段的数据。

3. 疾病登记系统

特定疾病（通常是慢性病）患者的数据库，通常来源于医院的疾病人群队列登记。

4．国家药品不良反应监测哨点联盟（CASSA）

利用医疗机构电子数据建立药品及医疗器械安全性的主动监测与评价系统。

5．自然人群队列数据库

国内已经建立或正在建立的自然人群队列和专病队列数据库，可成为潜在的 RWD。

6．组学相关数据库

采集患者的生理学、生物学、健康、行为和可能的环境相互作用的组学相关信息，如药物基因组学、代谢组学和蛋白质组学的数据库。

7．死亡登记数据库

由医院、疾病预防控制中心和户籍部门联合确认的死亡登记所形成的数据库。

8．患者报告结局数据

由患者自行填报的自我评估或测量的如数据。

9．来自移动设备端的数据

应用医用移动设备，如可穿戴设备，检测受试者获得的相关数据。

10．其他特殊数据源

如为特殊目的创建的数据库等。

这些既有健康医疗的元数据本身不能直接用于科学研究，必须要基于科研目的，对数据进行汇集和治理，最终形成统一、标准化、可使用的研究型数据库，才能够满足 RWS 的需求。

（二）真实世界研究

真实世界研究（Real World Study /Real World Research，RWS/RWR）是围绕相关科学问题，对来自真实世界的数据，综合运用临床 / 药物流行病学、生物统计学、循证医学、药物经济学等多学科方法，整合多种数据资源而开展的研究，目的在于获得更符合临床实际的证据。应该强调的是，RWS本身不是某个特定的研究，而是一套完整的研究方法学体系。

传统的随机对照临床试验（RCT）是在特定环境及特定人群中开展的效

力（Efficacy）研究，至今仍是评价临床干预措施有效性的"金标准"。但RCT由于受试人群高度均一化，所采用的干预措施、实施环境与临床实践环境偏离较大，因此所获得的研究结果外推性较差。而RWS强调在现实医疗环境与生活环境下开展，因此研究结果更加贴近现实。RWS更加注重临床医疗措施在经济社会等综合因素影响下的实际效果，并评估治疗措施在不同人群中的适用程度以及如何将临床治疗措施加快转化为医疗决策，因此对研究证据的真实性（现实性）、适用性和时效性提出了更高的要求。

传统RCT与RWS的本质都是在科学合成和产生证据，二者之间的关系并不是对立的，而是互为补充，RCT的结果需要RWS的进一步验证及拓展，RWS的研究结果也可为RCT提供线索和指导，需综合考虑才是最佳选择。随机对照临床试验与真实世界研究的主要区别如表5-1所示。

表5-1　随机对照临床试验与真实世界研究的主要区别

项目	随机对照临床试验（RCT）	真实世界研究（RWS）
研究目的	以效力研究为主（Efficacy）	研究目的多样，强调效果研究（Effectiveness）
研究人群	理想世界人群，入排标准比较严格	真实世界人群，入排标准较为宽泛
样本量	根据统计学公式推算获得，样本量较少	根据真实数据环境或统计学公式推算获得，样本量一般较大
研究时间	较短，多以评估结局指标为终点	短期或长期，以获得所有治疗以及长期临床结局为终点
研究结果	内部有效性高	外推性强
研究设计	随机对照；前瞻性；一般为干预性	随机或非随机；可前瞻也可回顾；观察性或者干预性
研究实施场景	标准化的理想世界	真实医疗场景：医疗机构、社区、家庭等
数据	标准化，收集过程比较严格规范	来源多样，异质性高
证据的优势	数据完整准确，与所研究问题的相关性好，偏倚少；数据收集和结局测量有明确的标准反映效力	贴近临床实践，外推性好；证据容易获得，研究效率高；结局指标临床意义明确，可反映医疗产品的实际效果及安全性；可进行亚组分析，建立各人群的风险－获益模型
证据的不足	只适用于特定人群及临床环境，外推性差；获取证据的效率低，成本高；常使用替代指标，临床意义有待明确	数据常不完整、准确性差，可能与所研究问题的相关性不足；偏倚多；数据收集和结局测量尚未标准化；样本异质性可能会掩盖疗效易涉及隐私问题

（三）真实世界证据

真实世界证据（Real World Evidence，RWE）是通过对真实世界数据的分析获得的关于医疗产品的使用情况和潜在获益或风险的临床证据。

真实世界证据与临床试验证据的根本区别并非在于是否存在有计划的干预试验以及是否采用了随机化的试验设计，而在于获取数据的环境和场景不一样：前者来源于实际医疗场地或者家庭、社区等，后者则来自严格受控的科研场景。从试验设计的角度来看，RWS 不仅可以是观察性研究，也可以是干预性研究，甚至是采取类似随机对照的研究设计。

并非所有的 RWD 都能形成充分、可靠的 RWE。在良好的研究设计的指导下，RWD 通过严格的数据收集、系统的处理、正确的统计分析以及多维度的结果解读，才能产生 RWE。FDA 和 CDE 在评估 RWD 能否成为 RWE 时需要看其数据的质量，包括 RWD 与其结果的相关性以及可靠性等，并且支持不同的药械监管与决策问题需要提供不同来源的 RWE。

三、　真实世界研究和证据的主要用途

RWD 和 RWS 目前已被广泛用于医疗和卫生各个领域，其主要用途主要包含以下几方面：① 医疗产品的评估和政策制订（如药监和医保决策），其中按照产品的生命周期又可分为上市前支持研发和上市后的综合评价；② 疾病临床研究（如患者诊断、预后等）；③ 辅助疾病管理和临床决策（如临床决策辅助系统和临床指南），提高医疗质量。

（一）支持医疗产品的上市研发

《21 世纪治愈法案》中，FDA 明确规定了 RWE 在药品审评中的两个用途：①用来支持已经获批的药物扩大临床适应证；②用来支持或满足已经获批的临床试验的相关需求。EMA 和 CDE 也均发布了相应的指南性文件。目前，FDA、EMA 和 CDE 均在新药审批过程中采纳过 RWS 证据。审批过程中使用了真实世界证据的已上市品种如表 5-2 所示。

表 5-2　审批过程中使用了真实世界证据的已上市品种一览

药监机构	药品名称	批准时间	适用证	RWE
FDA	Ibrance	2019.04	上市后增加人群（男性乳腺癌）	MER/HER，IQVIA 保险数据库；肿瘤数据库，辉瑞数据库
	Brineura	2017.04	CLN2,2 型晚期婴儿型神经元蜡样纸褐色沉积症	单臂试验，自然历史对照
	Avelumab	2017.03	Metastatic Merkel cell carcinoma（默克细胞癌）	单臂多中心试验，自然历史对照
	Vistogard	2015.12	癌症化疗用药过量紧急治疗	两个单臂试验合并分析（60+75）；自然历史对照（n=25）
	Blincynto	2014.12	费城染色体阴性前体 B 细胞急性淋巴细胞白血病	II 期多中心单臂试验（n=185）；自然历史对照（n=1139）
	Vimizin	2014	Morquio syndrome, 遗传性软骨营养不良综合征	RCT（安慰剂对照）；单臂试验（历史对照）
	Refludan	2014.11	HIT（肝素诱导血小板减少症）	两个单臂试验合并分析（82+116）；其他治疗自然历史对照（n=182）
	Carbaglu	2010.03	乙酰谷氨酸合酶（NAGS）所致的急性高氨血症的辅助治疗及慢性高氨血症的维持治疗	单臂试验；无对照，n=23
	Myozyme	2006	Pompe disease（庞培氏病，糖原累积症 II 型）	单臂试验（n=18）；历史对照（n=61）
	Lutathera	2018	GEP-NETs，一种罕见消化道癌症	支持上市的主要依据是一个随机开放 3 期，研究者自发的单臂试验（n=1214）

续表

药监机构	药品名称	批准时间	适用证	RWE
EMA	Kymriah	2018.09	前体B细胞淋巴母细胞淋巴瘤，弥漫性大B细胞淋巴瘤	两个单臂、开放的Ⅱ期
	Juluca	2018.03	HIV感染	支持上市两个Ⅲ期试验，药物警戒计划中提到一项RWE评价两种用药方案的效果研究
	Lynparza	2014.12	卵巢肿瘤	支持上市的是Ⅱ期试验，随机双盲安慰剂对照；单臂、开放的RWS作为支持性证据
	Tobi Podhaler	2011.07	囊性纤维化，呼吸道感染（孤儿药）	支持上市的是两个Ⅲ期试验，上市后开展观察性真实世界研究（CTBM100DDE03和CTBM100CFR01）评价治疗效果和易用性和一个Ⅳ期研究（CTBM100C2403）比较吸入粉和吸入溶液
	EllaOne	2009.05	性交后避孕	支持上市的独立RCT，Meta用于支持性证据，开展了上市后的RWS比较18岁以上和18岁以下人群
	Kineret	2006.07	关节炎，类风湿性关节炎	支持上市的临床试验为03-AR-0298（开放），针对已经发表的前瞻性研究的Meta分析作为支持性证据
CDE	贝伐珠单抗（Bevacizumab）	2018	不可切除的晚期、转移性或复发性非鳞状细胞非小细胞肺癌患者的一线治疗	联合以铂类为基础的化疗方案，采用三项回顾性研究结果作为真实世界证据支持最终决策

真实世界证据用于支持药品上市研发的具体应用场景包括以下几个方面。

1.为新药注册上市提供有效性和安全性的证据

根据不同疾病的特征、治疗手段的可及性、目标人群、治疗效果和其他与临床研究相关的因素等，可以通过真实世界研究获得药物的效果和安全性信息，为新药注册上市提供支持性证据。

2.为已上市药物的说明书变更提供证据

已经上市的药物新增适应证通常情况下需要RCT支持。但当RCT不可行或非最优的研究设计时，采用 PCT 或观察性研究等生成的真实世界证据支持新增适应证可能更具可行性和合理性。主要包括以下几种情形：①增加或者修改适应证；②改变剂量、给药方案或者用药途径；③增加新的适用人群；④添加实效比较研究的结果；⑤增加安全性信息；⑥说明书的其他修改。

在儿童用药领域，国内临床实践中常有超说明书用药的情况，利用真实世界证据支持适应证人群的扩大也是药物研发的一种策略。现阶段全球广泛的共识是，除了少数必要且必须开展完整系统的儿童临床研究外，多数情况下是在充分利用已有临床研究数据（成人或大龄儿童）的基础上，完成小规模的儿童患者临床试验，同时利用好上市后真实世界数据收集这一方式，评价儿童用药的临床安全有效性。

3. 名老中医经验方、中药医疗机构制剂的人用经验总结与临床研发

针对我国特有的名老中医经验方、中药医疗机构制剂等已有人用经验药物的临床研发，在处方固定、生产工艺路线基本成型的基础上，有两种可能的将 RWS 和 PCT 项结合的开发路径。

观察性研究与 RCT 研究相结合的路径如图 5-1 所示，第一阶段先开展回顾性观察性研究，尽可能地收集既往的相关真实世界数据，如果通过回顾性观察性研究得出该药品在临床应用中对患者具有潜在获益，可以进入下一研究阶段，否则研究终止。第二阶段开展设计周密的前瞻性观察性研究。在前瞻性观察性研究进展到某一时期，如果数据分析结果与回顾性观察性研究结果一致，且继续显现出该药品在临床应用中对患者具有明显获益，可适时平行开展第三阶段的 RCT 研究。如果前期的观察性研究证据较充分，也可以直接进行确证性 RCT 研究。

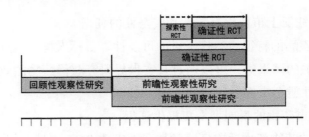

图 5-1　中药医院制剂研发的路径策略之一

观察性研究与 PCT 研究相结合的路径如图 5-2 所示，第一阶段先开展回顾性观察性研究，如果得出该药品在临床应用中对患者具有潜在获益，可以进入下一研究阶段，否则研究终止。第二阶段开展 PCT 研究，PCT 研究提供的证据可以用于支持其临床有效性和安全性的评价。

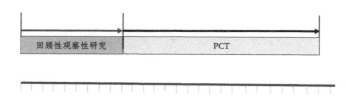

图 5-2 中药医院制剂研发的路径策略之二

4．指导临床研究设计

利用真实世界证据指导临床研究设计有着现实的用途。例如，前述两种中药临床研发的路径，都采用了回顾性观察性研究所产生的真实世界证据，包括疾病的自然史、疾病在目标人群的流行率、标准化治疗的疗效和效果以及与疗效和效果有关的关键协变量在目标人群中的分布和变化等，为下一阶段的研究设计提供了依据。更为普遍的应用是真实世界证据可为入选和排除标准、样本量估计的参数、非劣效界值的确定等提供有效的参考依据，有助于审评中对设计合理性的判断。

5．精准定位目标人群

精准医疗旨在更好地预测药物对特定人群（亚组）的治疗获益和风险，基于真实世界数据的真实世界证据为精准医疗提供了可能。例如，传统临床试验因样本量有限，往往在研究计划中忽略或无暇顾及亚组效应，使得潜在的治疗应答者或具有严重不良反应的高风险人群的重要信息不能充分体现，从而导致目标人群失准。由于真实世界数据往往是不同类型的大数据，通过详尽的分析，可以充分考察不同亚组的治疗获益和风险，进而得到真实世界证据以支持更精准的目标人群定位。

（二） 用于上市后药品的综合评价

基于 RCT 证据获批的药物，通常由于病例数较少、研究时间较短、试验对象入组条件严格、干预标准化等原因，存在安全性信息有限、疗效结论外推不确定、用药方案未必最优、经济学效益缺乏等不足，因此在上市后需要利用真实世界数据开展一系列研究，以满足药品监管的要求和解决临床实践问题。例如，明确药品的实际使用效果，评估药品罕见或非预期的严重不良反应及长期安全性，以及评估药品在不同人群中的实际治疗效果及差异、比较其与其他药品的效果、药品使用的依从性、药品可能存在的危害及评估风险—获益等，并不断根据真实世界证据做出决策调整。图 5-3 展示了基于真实世界数据，开展药品上市后研究、评价与决策的研究模式。

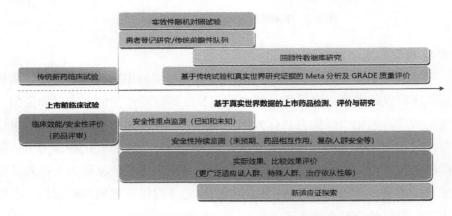

图 5-3 基于真实世界数据的上市药品监测、评价与研究

（三）基于真实世界数据的疾病管理研究

基于真实世界数据的疾病管理研究的核心是在严谨的、预先设定的设计基础上，基于大量、高质量数据开展科学的数据分析，以解决在疾病负担、诊断、临床预防和治疗、预后管理等多个方面的疾病管理问题，最终基于这些研究证据形成疾病管理的指南、路径和技术规范，从而提高医疗质量和安全性。

在针对患者管理研究中最常见的科学问题包括了解疾病负担、优化预防和治疗策略、明确患者预后、探索发病原因，以及确立疾病在特定人群中发生、发展和转归的过程等。

四、 真实世界研究的思路与流程

真实世界研究的设计思路总体上与传统临床研究类似，须从确定临床问题入手，包括评估现有数据情况、选择研究设计类型、确定统计分析方法、数据的管理、统计分析、结果解读和评价，以及根据需求判断是否加入事后分析（Adhoc Analysis）等步骤。真实世界研究的思路与流程如图5-4所示。

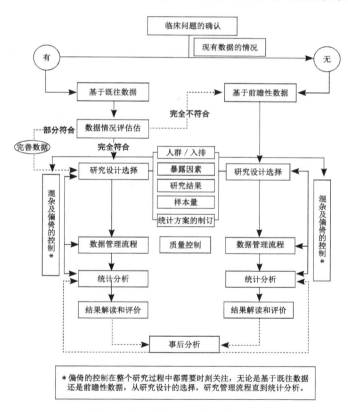

图5-4 真实世界研究的思路与流程

五、　真实世界研究问题的确定

RWS 通常会围绕着病因、诊断、治疗、预后及临床预测等相关的研究问题展开，具体包括：

（1）病因研究：病因及危险因素与疾病之间的关系以及引起人体发病的机制。

（2）诊断研究：某类新方法对特定疾病诊断的准确度研究，以判断其临床价值。

（3）治疗性研究：某治疗方案对特定疾病的疗效及不良反应两方面的研究，例如接受治疗的患者人群特征、患者对治疗的反应的差异性、罕见不良反应的发生等。

（4）预后研究：是对疾病发展不同结局的可能性的预测以及预后的影响因素研究。

（5）临床预测研究：探索能够预测疾病诊断或疾病转归的指标。

（6）药物经济学研究：为决策者提供药物成本—效果的证据。

六、　构建研究型数据库

如前文所述，RWD 的来源多种多样，大致可分为以下两类：①既有健康医疗数据，如医院电子病历数据（EMR）、区域医疗健康数据、医疗保险数据等。② 在预先建立数据框架下，围绕疾病、产品或者服务模式建立的患者登记，可能部分来自现有的健康医疗数据，也可能来自于主动数据收集系统（如患者自报数据、通过佩戴设备收集的数据等），此外还包括调查数据等其他数据。

1. 基于既有健康医疗数据的研究型数据库

在构建研究型数据库之前要对既有的健康医疗数据进行数据可行性评估，包括基于待研究的临床问题，确定主要研究变量、关键基线信息、主要研究结局等关键数据是否存在；评估缺失数据的数量和类型，对后续研究的影响，以及数据的准确性、可靠性、完整性及可溯源性等质量评估。

构建基于既有健康医疗数据的研究型数据库需要临床研究方法学团队、临床团队和信息学团队的共同参与，包括整体策划、总体方案及数据治理三个维度，构建过程的流程图如图 5-5 所示。

对这类研究型数据库的评价分为对于数据库质量的评价和对数据治理的评价，如表 5-3 所示。

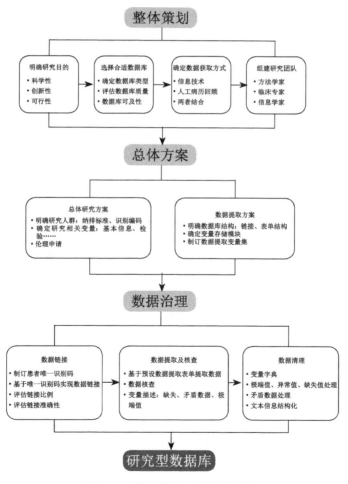

图 5-5 研究型数据库的构建过程

表 5-3　基于既有健康医疗数据的研究型数据库质量考核指标

内容	关键考核指标	解释	核对
基于既有健康医疗数据的数据库质量考核指标			
研究人群代表性	纳入人群是否有代表性	不同类型数据库人群代表性不同；不同研究问题其重要程度不同；通常医保数据、区域化医疗数据人群代表性较好	是 / 否
研究变量完整性及准确性	研究变量是否有较高的准确性及完整性	通过验证评估变量的准确性；提供验证结果的敏感性、特异性、阳性预测值及阴性预测值等结果；通常客观指标如实验室检查准确性较高，患者自报信息如症状、个人史、既往史信息准确性存疑；变量完整性的评估包括评估缺失机制及缺失比例	是 / 否
样本量及事件数	数据库中是否有足够的样本量；事件数是否充分	对于评价治疗结局、预后影响因素等相关问题，需评估数据库中样本量是否充分；特别是对于罕见暴露或罕见疾病	是 / 否
		在评估治疗结局相关性问题，特别是罕见结局时，需评估数据库中事件数是否充分	是 / 否
时长	数据库覆盖时长是否充分	评估数据库覆盖时长是否充分以观察到预期结局，犹对探索长期用药的治疗结局及慢性疾病预后相关问题	是 / 否
基于既有健康医疗数据的数据治理评价			
数据连接	是否链接研究重要变量；	链接多源数据库通常可获得更全面、完整的变量信息；重要变量包括患者人口学信息、诊断、用药、手术、检验等信息	是 / 否
	数据库之间是否有较高的链接比例及准确性	提供链接的比例及验证链接的准确性；通常通过身份证进行链接的准确性较高	是 / 否
数据提取	是否有预设的数据提取（收集）表	预设的数据提取表可保证研究的透明和可重复性，并在一定程度上提高数据提取（收集）的准确性和完整性	是 / 否
	数据提取、收集过程是否有较高的准确性	可随机抽取一定数量的患者，人工核对患者相关信息，评估数据提取、收集的准确性	是 / 否

续表

内容	关键考核指标	解释	核对
数据清理	是否有清晰明确的数据清理规划及流程	为保证研究透明和可重复性，研究者应保存所有原始数据，建立数据清理规则及规范化流程，记录所有数据处理流程，并提供详细的数据清理规则	是 / 否
	是否建立明确合理的变量字典	不同研究所需建立的变量字典不同，变量字典需明确且合理；通常需基于研究问题并符合临床实践	是 / 否
	极端值、异常值、缺失值及矛盾数据的处理是否规范	有明确的极端值、异常值、缺失值处理规则。规则的制订基于临床实践及数据特点；明确的矛盾数据处理规则，制订数据处理优先级	是 / 否
	文本信息结构化是否有较高准确性	原始文本数据是否有较高的准确性；不同变量在原始文本数据中的准确性不同；结构化过程是否有较高的准确性；对结构化的结果进行验证。判断结构化的准确性	是 / 否

2. 基于预先建立数据框架下的患者登记数据库

由于患者登记数据库通常需要前瞻性的数据纳入、患者随访并收集数据，需要的人力、物力和财力往往显著大于基于既有健康医疗数据的研究型数据库。

在数据库的策划阶段，需明确如下技术要点：① 明确研究目的；②明确目标人群；③明确研究团队构成和相应职责；④明确核心数据的种类、来源和数据质量；⑤制订可实施的研究计划书；⑥伦理审批和研究注册；⑦研究样本量的初步考虑。每个技术要定的详细要求参见参考文献。

患者登记数据库的构建过程涉及患者管理和数据收集两个部分，图5-6为构建患者登记数据库的流程图，详细内容可参见参考文献。

此外，对于基于既有医疗健康数据的研究型数据库的质量考核指标也同样适用于患者登记数据库的质量评价。

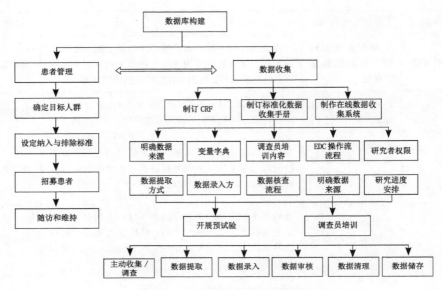

图 5-6　患者登记数据库构建流程

七、　真实世界研究的常见设计

　　与一般临床研究一样，RWS 的设计可以分为观察性研究和试验性研究两大类，其中观察性研究进一步分为描述性研究（病例个案报告、病例系列、横断面研究）和分析性研究（队列研究、注册登记研究、病例对照研究、巢式病例对照研究），而试验研究通常是指实效性随机对照试验。常见研究类型对应的临床应用场景及优劣势比较本书的其他章节有系统介绍，本节仅就 RWS 最常见的几种研究设计类型及关键要素进行介绍。

（一）登记研究

　　登记研究（Registry Study）是观察性真实世界研究中使用最为广泛的一种研究设计，是基于一种或多种以研究、临床决策或卫生政策制订为目的，采用观察性研究的方法收集一致性数据的组织系统，用于评估具有某种疾病、状态或暴露人群特定结局的过程。由于研究对象一般是患者，也称为患者登记研究（Patient Registries）。其优势在于可通过预先设计和前瞻性的数据收集流程，获得研究者所需的全面、完整和在严格质控条件下收集的数据，而研究设计的科学规范性和实施过程的质量把控直接决定了患者登记数据库的质量。

根据登记对象的不同，患者登记大致可分为特定疾病或者医疗状态的患者登记、医疗产品登记和综合医疗服务登记三类。

患者登记数据库的适用范围大致可分为药械评价和疾病管理两大类，尤其适用于 ① 观察疾病自然史；② 开展疾病预后研究，尤其是风险预测、预警；③ 开展患者自报结局研究；④ 评估复杂干预的效果；⑤ 罕见病防治与管理研究；⑥ 开展临床试验不符合伦理，如孕妇、儿童等特殊人群；⑦ 评估在真实诊疗环境下的疗效和治疗依从性，研究人群异质性；⑧ 评估亚组人群疗效。

（二）实效性随机对照试验

实效性随机对照试验（pragmatic Randomized Controlled Trial，pRCT）是指在真实或接近真实医疗环境下，采用随机、对照的设计比较临床实践中不同干预措施的治疗结果（包括实际效果、比较效果、安全性或 / 和成本效益等）的研究。pRCT 适用于回答干预措施在实际条件下效果大小的问题，是上市后药品、医疗器械等进行效果评价的最佳证据。pRCT 的设计流程详见本书相关章节。

（三）观察性与试验性研究的协同应用

观察性与实验性临床研究各有特点，将二者协同应用，有利于提供更加高效与稳健的证据，提高成本—效益，减少单纯实验性研究结果所带来的与真实世界的偏离，并提高证据的时效性，加快成果转化。

1. 基于队列的多重 RCT 设计

该设计将 RCT 与队列研究相结合，对原始队列中所有患者均定期随访，确定符合条件的患者进入 RCT 研究 A（纳入人群为 NA）。从中随机抽取一定数量的患者（nA），经知情同意后给予干预；剩下的患者（NA-nA）则不予干预，继续真实世界环境中的常规治疗，最后比较 干预措施与常规治疗的效果。同样的步骤也可在 B 研究中实现。由于 B 研究与 A 研究人群的同质性较好，便于间接比较两种甚至多种干预措施。该试验设计从发现临床问题到评价干预措施的效果实现了无缝衔接，极大提高了研究效率，但不适用于急性病的研究及结局指标收集、测量较难者。试验设计方案见下图 。

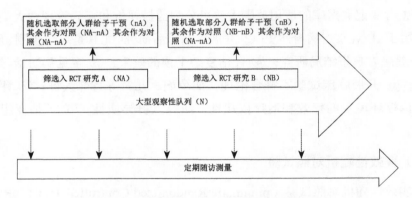

图 5-7　基于队列的多重随机对照试验设计

2. 改良 Zelen's 设计

该设计也是基于大型队列研究。首先从队列研究人群中招募符合条件的受试者，询问是否同意接受观察，同意者纳入研究并随机分为干预组与非干预组。非干预组只进行观察随访，而干预组需再获得干预治疗的知情同意。该方案可提高患者招募效率，适用于行为干预或相对安全、接受度高的干预方式在慢性疾病中的作用；随机分组前后有两次知情同意环节，模拟真实世界下"以患者为中心"的知情同意过程，提高了研究的可操作性。方案设计见图 5-8。

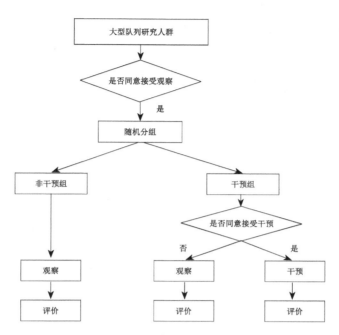

图 5-8 改良 Zelen's 设计

八、 偏倚和混杂的控制

真实世界研究的统计学分析方法和其他临床研究本质上是一样的，但相对于传统 RCT 提出了更高的要求，尤其真实世界研究中的因果推断需要特别注意对偏倚的控制和混杂效应的调整，因此会使用一些相对较复杂的统计模型和分析方法。

（一）选择偏倚的控制

选择偏倚（Selection Bias）是被选择到研究样本中的人们同未进入样本中的人们之间存在着特征上差异的一种现象，是由选择条件不同而造成的。选择偏倚在 RWS 中比较常见，多数情况下可以通过科研设计来减少或者消除。

常用的控制选择性偏倚的方法包括：

（1）严格掌握研究对象的纳入或排除标准，使研究对象能较好地代表其所出自的总体，例如将对照组和病例组在基线信息上尽量可比等。

（2）减少失访率，并对失访的患者进行评价。

（3）尽可能采用多种对照，或采取 pRCT 设计，通过随机分组平衡组预后因素，最大程度提高组间的可比性，将偏倚最小化。

（二）信息偏倚的控制

信息偏倚（Information Bias）又称观察偏倚，指在收集整理资料阶段由于观察和测量方法上有缺陷，使病例组和对照组获得不同的信息而产生系统误差，主要有回忆偏倚和调查偏倚等。

为了尽可能地控制信息偏倚，在研究设计中对暴露因素必须有严格的定义，并力求指标客观、定量化；要有统一、明确的疾病诊断标准；调查员需经过严格培训，保持严谨的科学态度，并争取研究对象的配合和支持。 在资料收集过程中，可对同一内容以不同的形式重复询问，以帮助调查对象回忆并检验其应答的可信性；应尽可能采用"盲法"以消除主观因素对研究结果的影响。对于信息偏倚所致的错误分类结果，可进一步在资料分析过程中加以测量、校正，并进行相应的灵敏度分析。

（三）混杂偏倚的控制

混杂偏倚（Confounding Bias）是指暴露因素与疾病发生的相关（关联）程度受到其他因素的歪曲或干扰。这种外部因素就叫混杂变量，它与研究因素和研究疾病均有关，若在暴露组和对照组中分布不均，就可歪曲研究因素与疾病之间的真正联系。

混杂偏倚在 RWS 中无法完全避免和控制，只能结合临床和流行病学专业知识尽可能地加以识别和控制，以减小对研究结果的影响。

在较成熟的领域，基于文献回顾以及研究人员的专业知识，对任何已有证据提示为混杂的变量都应该考虑。在新领域，应考虑那些与疾病有关也可能与暴露有关的因素。如果难以确定，可以在资源允许的条件下，考虑对所有与疾病有关的因素都进行测量，尽可能地收集更多的数据点。

对于混杂的常用的控制方法如下：

1．限制

在研究设计时针对某一或某些已知的可能的混杂因素，对研究对象的入选条件予以限制，有利于提高研究对象的同质性（Homogeneity）和研究的内部有效性，但降低了研究效率和总体代表性，因而可能使研究结果的外推受到限制。

2．匹配

在为研究对象选择对照时，使其针对一个或多个潜在的混杂因素与研究对象相同或接近，从而消除这些混杂因素对研究结果的影响。队列研究中，匹配在原则上即可完全控制匹配因素引起的混杂；而病例对照研究在匹配后还需要按照匹配因素进行分层分析。选择匹配方法在提高统计效率的同时，失掉了对这一因素进行分析的机会，造成信息丢失。

3．随机化

指以随机化原则使研究对象以等同的概率被分配在各处理组中，从而使潜在的混杂因素在各组间分布均衡。

4．分层分析

分层分析是在资料分析阶段用于估计和控制混杂的影响的一种统计分析方法，评估和描述效应修正因子不同水平分层中的研究结果。方法是将研究资料按照混杂因素来进行分层，但不适用于需要控制的混杂因素较多的情况。

5．多因素分析

在研究阶段和数据采集阶段将多个可能的混杂因素变量引入分析模型，例如多元线性模型、logistic 回归等。

6．倾向性评分

不同组别的患者往往没有可比性，为了同时控制多种不同混杂因素在两组缺乏可比性人群中分布的不平衡，可以采用倾向性评分（Propensity Score Method，PSM）的方法。PSM 是指在一定协变量条件下，一个观察对象可能接受某种处理（或暴露）因素的可能性，是多个协变量的一个函数，表示多个协变量的共同作用。基于倾向评分的不同方法，如倾向评分匹配法、倾向评分分层法、倾向评分矫正法、倾向评分回归分析等，均能不同程度地提高对比组间的均衡性，从而削弱或平衡协变量对于组间效应的影响，达到控制混杂的目的。

常见偏倚和混杂的分类、产生原因以及如何避免的措施总结如表 5-4。

表 5-4　真实世界研究涉及的偏倚类型和控制方法

偏倚分类	具体偏倚名称	偏倚产生原因	如何避免
选择偏倚	入院率偏倚（admission rate bias）	是指利用住院或门诊患者作为研究对象时，不同医院患者在疾病严重程度、处方分配比例等方面均存在差异，可能导致研究结果产生偏倚	在使用数据库开展研究时，需在设计阶段考虑所使用的数据库人群对源人群的代表性
	罹患率偏倚（prevalence bias）	在基于数据库开展的研究中，没有区分现患者和新发病例	采用新发病例或新用药者设计
	幸存者偏倚（survivor bias）	现用药者只反映那些可以耐受治疗，并且极有可能是治疗有效的人群	纳入几种不同的比较组（如新用药者、现用药者和既往用药者等），并比较各组内观察到的潜在偏倚的差别
	健康使用者偏倚（healthy user bias）	具有某些健康行为的患者也倾向于依从其他健康行为（有效的药物治疗、饮食、体力活动等）	定义研究对象纳入标准时，参考患者入组前的依从性
	特发性偏倚（protopathic bias）	由疾病或其他结局时间的基线表现而导致某种特别疗法或暴露开始、停止或改变时	在研究设计阶段，应尽最大可能从整体上理解与疾病进展相关的病理生理学机制
	恒定时间偏倚（immortal time bias）	随访开始之后再对暴露进行分组，或按照随访开始之后所获得的信息提出某些研究对象	采用新用药者设计；纳入排除标准的定义完全基于随访开始之前（基线）所获取的信息
	检出征候偏倚（detection signal bias）	在疾病和暴露之外存在一个征候因素，即一种临床症状或体征；这种症状或体征不是疾病的危险因素，但人们因具有这种征候去就诊，从而提高了早期病例的检出率；致使过高地估计了暴露程度，因而发生了系统误差，最终可能得出该征候因素与该疾病有联系的错误结论	延长收集病例的时间，使其超过由早期向中、晚期发生的时间，则检出病例中暴露者的比例会趋于正常

续表

偏倚分类	具体偏倚名称	偏倚产生原因	如何避免
信息偏倚	难以测量的时间偏倚（immeasurable time bias）	药物暴露的时间无法准确测量或被记录	尽可能收集全面的药物暴露信息
	回忆偏倚（recall bias）	患者对过去经历的暴露或其他相关事件的回忆不准确	避免对过去较长时间经历暴露或时间的调查；慎用经回忆获得的变量
	调查员偏倚（interviewer bias）	调查员倾向性的诱导患者的回答以支持其预先的假设	充分培训调查员，防止先入为主的观念
	观察者偏倚（observer bias）	根据预先知道暴露的分组情况而对结果做出主观判断	针对需要主观判断的结局，尽量使调查员处于盲态，不了解患者的暴露分组情况
	测量偏倚（measurement bias）	调查员对研究变量和数据进行测量时产生的偏倚，如仪器未矫正、操作不规范、调查方法不统一等	设置严格的调查和操作流程；调查员培训
混杂偏倚	指示混杂（confounding by indication）	医生对待研究暴露药物的处方与患者表现的指示征相关，从而产生偏倚	在设计阶段处理混杂：新用药者设计；重视收集额外的协变量信息，对可能影响结局的变量进行充分地测量和模拟；在分析阶段处理混杂：分层；倾向评分；敏感性分析
	残余混杂（residual confounding）	暴露组和对照组的某些信息不可比；由于暴露组和对照组出于不同领域，研究对象的收集过程存在差异或研究对象代表不同源人群	充分考虑暴露组和对照组源人群特征，尽量控制相关因素

　　真实世界研究给研究者、临床医生、监管机构、决策者、制药企业等各方提供了更加广泛、更加深入和更加现实的视角，去发现和评价药物的真实临床价值，具有非常深远和重要的意义。然而尽管这几年真实世界研究受到各方重视，相关临床实践也日渐火热，但无论是 RWS 的数量、质量方面与传统的 RCT 研究还存在巨大差距，而且政策法规、技术指导原则方面也仍需完善，尤其是让 RWE 真正落地应用于药品监管，还需要多方面的考虑和实践。

参考文献

[1] BOTTS RP, EDLAVITCH S A.Clinical evaluation of methods of treatment [J].
Can J Comp Med Vet Sci, 1967, 31 (2): 48-52.

[2] SCHWARTZ D, LELLOUCH J.Explanatory and pragmatic attitudes in therapeutical
trials [J].J Chronic Dis, 1967, 20 (8): 637-648.

[3] KAPLAN N M, SPROUL L E, MULCAHY W S. Large prospective study of
ramipril in patients with hypertension. CARE Investigators[J]. Clin Ther,
1993,15(5): 810-818.

[4] 杨毅恒. 真实世界研究概述及注射用丹参多酚酸盐上市后再评价 [C]. 循证医学
与实效研究方法学研讨会, 2012.

[5] 国家药品监督管理局药品审评中心. 真实世界证据支持药物研发和审评的指导
原则（试行）, 2020.

[6] U. S. Food & Drug Administration. Use of real-world evidence to support regulatory
decision-making for medical devices. Available at: https://www. fda. gov/
media/99447/download.

[7] 孙鑫, 谭婧, 唐立, 等. 基于真实世界证据的上市后药品评价技术框架体系:
思考与建议 [J]. 中国循证医学杂志, 2018, 18 (4): 277-283.

[8] 张晓雨, 陈静, 赵晨, 等. 真实世界理念下观察性与实验性临床研究协同应用
[J]. 中国循证医学杂志, 2018, 18 (4): 284-288.

[9] 吴阶平医学基金会和中国胸部肿瘤研究协作组. 2018 年中国真实世界研究指南.

[10] 刘晓清, 孙晓川. 真实世界证据 [J]. 协和医学杂志, 2017, 8 (4): 305-310.

[11] SHERMAN R E, ANDERSON S A, DAL PAN G J, et al. Real-world evidence:
what is it and what can it tell us? [J]. N Engl J Med, 2016, 375 (23): 2293-2297.

[12] 孙鑫, 谭婧, 王雯, 等. 建立真实世界数据与研究技术规范, 促进中国真实世
界证据的生产与使用 [J]. 中国循证医学杂志, 2019, 19 (07): 755-762.

[13] 耿莹, 赵德恒, 杨志敏. 我国儿童用药进行上市后真实世界数据收集的考虑 [J].
中国新药杂志, 2018, 27 (18): 31-34.

[14] 孙鑫，谭婧，唐立，等．基于真实世界证据的上市后药品评价技术框架体系：思考与建议 [J]. 中国循证医学杂志，2018，18（4）：277-283.

[15] CHRISTINA，MACK，NANCY，et al. 利用真实世界数据为决策提供信息 [J]. 药物流行病学杂志，2014，23（1）：17-28.

[16] 王雯，高培，吴晶，等．构建基于既有健康医疗数据的研究型数据库技术规范 [J]. 中国循证医学杂志，2019，019（007）：763-770.

[17] 谭婧，彭晓霞，舒啸尘，等．患者登记数据库构建技术规范 [J]. 中国循证医学杂志，2019，019（007）：771-778.

[18] Agency For Healthcare Research And Quality. Registries for evaluating patient outcomes：a user's guide. US Department of Health and Human Services：Agency for Healthcare Research and Quality（AHRQ），2014：1-356.

[19] 谭婧，程亮亮，王雯，等．患者登记研究的策划与患者登记数据库构建：基于观察性设计的真实世界研究 [J]. 中国循证医学杂志，2017，17（12）：1365-1372.

[20] 唐立，康德英，喻佳洁，等．实效性随机对照试验：真实世界研究的重要设计 [J]. 中国循证医学杂志，2017，2017（9）：999-1004.

[21] 张晓雨，陈静，赵晨，等．真实世界理念下观察性与实验性临床研究协同应用 [J]. 中国循证医学杂志．2018，18（4）：18-22.

[22] 中国临床医学真实世界研究施行规范专家委员会．中国临床医学真实世界研究施行规范 [J]. 解放军医学杂志，2018，43（1）：1-6.

[23] 彭晓霞，舒啸尘，谭婧，等．基于真实世界数据评价治疗结局的观察性研究设计技术规范 [J]. 中国循证医学杂志，2019（7）：779-786.

（徐　晨　刘建平　程永庆）

第六章　各国药品上市后临床研究相关法规和政策

一、美国

1. 法律

法律 / 美国国会 /《FDA 修正案》（Food and Drug Administration Amendments Act of 2007）（PUBLIC LAW 110–85—SEPT. 27, 2007）/ 现　行 / 2007-09-27.

摘要如下：

TITLE IX—ENHANCED AUTHORITIES REGARDING POSTMARKET SAFETY OF DRUGS

Subtitle A—Postmarket Studies and Surveillance

SEC. 901. POSTMARKET STUDIES AND CLINICAL TRIALS REGARDING HUMAN DRUGS; RISK EVALUATION AND MITIGATION STRATEGIES.

（a）IN GENERAL.—Section 505 of the Federal Food, Drug, and Cosmetic Act（21 U.S.C. 355）is amended by adding at the end the following subsections：

"（o）POSTMARKET STUDIES AND CLINICAL TRIALS; LABELING.—"

......

" (3) STUDIES AND CLINICAL TRIALS.—"

" (A) IN GENERAL.—For any or all of the purposes specified in subparagraph (B), the Secretary may, subject to subparagraph (D), require a responsible person for a drug to conduct a postapproval study or studies of the drug, or a postapprovalclinical trial or trials of the drug, on the basis of scientific data deemed appropriate by the Secretary, including information regarding chemically-related or pharmacologically-related drugs. "

" (B) PURPOSES OF STUDY OR CLINICAL TRIAL.—The purposes referred to in this subparagraph with respect to a postapproval study or postapproval clinical trial are the following:

" (i) To assess a known serious risk related to the use of the drug involved.

" (ii) To assess signals of serious risk related to the use of the drug.

" (iii) To identify an unexpected serious risk when available data indicates the potential for a serious risk.

" (C) ESTABLISHMENT OF REQUIREMENT AFTER APPROVAL OF COVERED APPLICATION.—The Secretary may require a postapproval study or studies or postapproval clinical trial or trials for a drug for which an approved covered application is in effect as of the date on which the Secretary seeks to establish such requirement only if the Secretary becomes aware of new safety information.

" (D) DETERMINATION BY SECRETARY.—

" (i) POSTAPPROVAL STUDIES.—The Secretary may not require the responsible person to conduct a study under this paragraph, unless the Secretary makes a determination that the reports under subsection (k) (1) and the active postmarket risk identification and analysis system as available under subsection (k) (3) will not be sufficient to meet the purposes set forth in subparagraph (B).

" (ii) POSTAPPROVAL CLINICAL TRIALS.—The Secretary may not require the responsible person to conduct a clinical trial under this paragraph, unless the Secretary makes a determination that a postapproval study or studies will not be sufficient to meet the purposes set forth in subparagraph (B).

" (E) NOTIFICATION; TIMETABLES; PERIODIC REPORTS.—

" (i) NOTIFICATION.—The Secretary shall notify the responsible person regarding a requirement under thisparagraph to conduct a postapproval study or clinical trial by the target dates for communication of feedback from the review team to the responsible person regarding proposed labeling and postmarketing study commitments as set forth in the letters described in section 101 (c) of the Food and Drug Administration Amendments Act of 2007.

" (ii) TIMETABLE; PERIODIC REPORTS.—For each study or clinical trial required to be conducted under this paragraph, the Secretary shall require that the responsible person submit a timetable for completion of the study or clinical trial. With respect to each study required to be conducted under this paragraph or otherwise undertaken by the responsible person to investigate a safety issue, the Secretary shall require the responsible person to periodically report to the Secretary on the status of such study including whether any difficulties in completing the study have been encountered. With respect to each clinical trial required to be conducted under this paragraph or otherwise undertaken by the responsible person to investigate a safety issue, the Secretary shall require the responsible person to periodically report to the Secretary on the status of such clinical trial including whether enrollment has begun, the number of participants enrolled, the expected completion date, whether any difficulties completing the clinical trial have been encountered, and registration information with respect to the requirements under section 402 (j) of the Public Health Service Act. If the responsible person fails to comply with such timetable or violates any other requirement of this subparagraph, the responsible person shall be considered in violation of this subsection, unless the responsible person demonstrates good cause for such noncompliance or such other violation. The Secretary shall determine what constitutes good cause under the preceding sentence.

" (F) DISPUTE RESOLUTION.—The responsible person may appeal a requirement to conduct a study or clinical trial under this paragraph using dispute resolution procedures established by the Secretary in regulation and guidance.

Subtitle B—Other Provisions to Ensure Drug Safety and Surveillance

SEC. 921. ADVERSE DRUG REACTION REPORTS AND POSTMARKET SAFETY. Subsection （k）of section 505 of the Federal Food，Drug，and Cosmetic Act（21 U.S.C. 355），as amended by section 905，is amended by adding at the end the following：

"（5）The Secretary shall—

"（A）conduct regular，bi-weekly screening of the Adverse Event Reporting System database and post a uarterly report on the Adverse Event Reporting System Web site of any new safety information or potential signal of a serious risk identified by Adverse Event Reporting System within the last quarter；

"（B）report to Congress not later than 2 year after the date of the enactment of the Food and Drug Administration Amendments Act of 2007 on procedures and processes of the Food and Drug Administration for addressing ongoing post market safety issues identified by the Office of Surveillance and Epidemiology and how recommendations of the Office of Surveillance and Epidemiology are handled within the agency；and

"（C）on an annual basis，review the entire backlog of postmarket safety commitments to determine which commitments require revision or should be eliminated，report to the Congress on these determinations，and assign start dates and estimated completion dates for such commitments."

2. 行业指南

（1）行业指南 /FDA/《上市后研究和临床试验—联邦食品、药品和化妆品法案第 505（o）（3）部分的实施》Postmarketing Studies and Clinical Trials—Implementation of Section 505（o）（3）of the Federal Food，Drug，and Cosmetic Act Guidance for Industry/ 草案 /2019-10-24。

全文见：

https：//www.fda.gov/regulatory-information/search-fda-guidance-documents/postmarketing-studies-and-clinical-trials-implementation-section-505o3-federal-food-drug-and-0

From the Federal Register Notice：

SUPPLEMENTARY INFORMATION：

Ⅰ. Background

FDA is announcing the availability of a draft guidance for industry entitled，"Postmarketing Studies and Clinical Trials—Implementation of Section 505（o）（3）of the Federal Food，Drug，and Cosmetic Act."

Section 505（o）（3）of the FD&C Act （21 U.S.C. 355（o））authorizes FDA to require certain postmarketing studies or clinical trials for prescription drugs to obtain more information about a serious risk that may be associated with a drug. In some cases，FDA may be concerned about a serious risk that is potentially or known to be associated with a drug but may not know enough about the risk to determine if or how to address it，such as by describing the risk in labeling. Section 505（o）（3）（B）of the FD&C Act states that postmarketing studies and clinical trials may be required for any or all of the following purposes：（1）To assess a known serious risk related to the use of the drug;（2）to assess signals of serious risk related to the use of the drug; or（3）to identify an unexpected serious risk when available data indicates the potential for a serious risk.

Prior to requiring a postmarketing study or clinical trial，FDA must find that the reports under section 505（k）（1）of the FD&C Act and the ARIA system made available under section 505（k）（3）of the FD&C Act will not be sufficient to meet the purposes described in section 505（o）（3）（B）of the FD&C Act. Similarly, before requiring a postmarketing clinical trial, FDA must find that a postmarketing study will not be sufficient to meet the purposes Start Printed Page 57454described in section 505（o）（3）（B）of the FD&C Act.

In April 2011, FDA issued a guidance describing how it would implement section 505（o）of the FD&C Act. At that time, the ARIA system was still in early development. The ARIA system is now officially launched, and FDA must consider the system's sufficiency to meet the purposes of section 505（o）（3）（B）of the FD&C Act to determine if a postmarketing study or clinical trial is necessary. This draft guidance revises the guidance for industry of the same name issued on April 1, 2011（76 FR 18226）. Significant changes from the 2011 version include explaining how FDA considers the reporting under section 505（k）（1）of the FD&C Act and the ARIA system when determining their sufficiency for the purposes under section 505（o）（3）（B）of the FD&C Act. The guidance is also being revised to provide examples of postmarketing requirements under section 505（o）（3）of the FD&C Act to assess a potential reduction in the expected effectiveness of a drug under certain circumstances. FDA's authority to require these types of studies or trials was clarified by a modification to the definition of adverse drug experience at section 505-1(b)(1)(E) of the FD&C Act（21 U.S.C. 505-1（b）（1）（E））enacted under section 3041 of the SUPPORT Act（Pub. L. 115-271）.

This draft guidance is being issued consistent with FDA's good guidance practices regulation（21 CFR 10.115）. The draft guidance, when finalized, will represent the current thinking on implementation of section 505（o）（3）（B）of the FD&C Act. It does not establish any rights for any person and is not binding on FDA or the public. You can use an alternative approach if it satisfies the requirements of the applicable statutes and regulations.

（2）工作文件 / FDA/《SOPP 8415：上市后要求和承诺的程序》（SOPP 8415：Procedures for Developing Postmarketing Requirements and Commitments）/ 现行 /2019-08-26

全文见：https：//www.fda.gov/vaccines-blood-biologics/biologics-procedures-sopps/section-8400-marketing-applications

Ⅲ. Background

A. In the past, the Food and Drug Administration （FDA）used the term "postmarketing study commitments （PMCs）" to refer to studies or clinical trials conducted by the applicant after FDA approved or licensed a product for marketing. These studies, or clinical trials, were intended to further refine the safety, efficacy or optimal use of a product or to ensure consistency and reliability of product quality. These commitments were either agreed upon by the FDA and the applicant or required by FDA in the following situations：

1. Accelerated approval confirmatory studies （21 CFR 314.510/Subpart H and 601.41/Subpart E）, where subsequent studies are required to describe and verify clinical benefit.

2. Deferred pediatric studies （21 CFR 314.55（b）and 601.27（b））, where studies are required under the Pediatric Research Equity Act （PREA）NOTE：Reference to PREA related PMRs are included to maintain background completeness.

3. Animal Efficacy Rule, Clinical Efficacy and Safety Studies （21 CFR 314.610（b）（1）/Subpart I and 601.91（b）（1）/Subpart H）where studies to demonstrate

safety and efficacy in humans are required at the time of use.

B. Section 130（a）of Title I of the Food and Drug Administration Modernization Act of 1997（FDAMA）added a new provision（section 506B）to the FD&C Act which mandates applicants to report annually on the status of PMRs and reportable PMCs，and obligated FDA to make certain information about these PMRs/PMCs is publicly available.

C. In 2007，Section 901，in Title IX of FDAAA created section 505（o）of the FD&C Act which authorized FDA to require postmarketing studies or clinical trials at the time of approval or after approval if FDA becomes aware of new safety information.

1. FDAAA states that studies and clinical trials may be required for one of three purposes：

a. To assess a known serious risk related to the use of the drug，

b. To assess signals of serious risk related to the use of the drug，or

c. To identify an unexpected serious risk when available data indicate the potential for a serious risk.

2. In order to require a clinical study or trial，FDA must first make a determination that an analysis of spontaneous postmarketing adverse events reported under section 505（k）（1）of the FDCA will not be sufficient to identify a serious risk. Furthermore，FDA must make a determination that the pharmacovigilance system that FDA is required to maintain under section 505（k）（3）is not sufficient to assess this serious risk.

NOTE：The pharmacovigilance system under section 505（k）（3）will be referred to as "CBER Sentinel."

3. Section 901 of FDAAA requires applicants to submit a milestone schedule for completion of each study/clinical trial and to report periodically on the status of any study or clinical study required.

3. 行业指南 /FDA/《上市后研究和临床试验—联邦食品、药品和化妆品法案第 505（o）（3）部分的实施》Guidance for Industry Postmarketing Studies and Clinical Trials　— Implementation of Section 505（o）（3）of the Federal

Food，Drug，and Cosmetic Act/ 现行 / 2011-04

全文见：http：//www.cde.org.cn/guide.do?method=showGuide&id=40984

简介

　　该指南提供了关于联邦食品、药品和化妆品法案（法案）[21 U.S.C.355（o）]新的第 505（o）部分的实施信息，添加了食品药品监督管理局 2007 修订案（FDAAA）的第 901 部分。第 505（o）（3）部分授权 FDA 对于该法案第 505 部分批准的处方药物和按照美国卫生及公共服务部第 351 部分（PHS 法案）（42 U.S.C.262）批准的生物制品要求一定的上市后研究和临床试验。该指南提供了法案第 505（o）（3）部分实施上市后研究和临床试验有关要求的信息。该指南也描述了上市后研究和临床试验的类型：

　　●通常依据新的法规提出的要求 [上市后要求（postmarketing requirements，PMRs）]。

　　●通常是协议承诺 [上市后承诺（postmarketing commitments，PMCs）]，因为他们并不符合所要求的上市后研究和临床试验的新法规标准。

　　FDAAA 的第 901 部分还建立了法案的新部分 505-1 和 505（o）（4），它授权 FDA 在特定情况下，要求进行风险评估和缓解策略（risk evaluation and mitigationstrategies，REMS），分别用于保证药物的获益大于风险和安全性相关的说明书变更（safety-related labeling changes，SLC）。本指南没有提出 REMS 和 SLC 的规定。FDA 希望阐明依据法案各独立部分要求进行 PMRs、REMS 和 SLCs，这些都是用于处理严重安全风险的，它们是独立的条款，具有不同的目的而且必须满足独立定义的法定标准。REMS 并非 PMR 的特殊类型，也不是 REMS

的 PMRs 的要素。

　　本指南不适用于新药申请（NDA）的非处方药物批准，也不适用于法案 505（j）部分的非专利药物批准。法案第 505（o）部分仅适用于法案第 505（b）部分的处方药批准和 PHS 法案第 351 部分的生物制品批准。见 505（o）（2）（B）。

　　FDA 的指南文件，包括本指南，不建立法律上强制性责任。相反，指南描述了机构对于一个主题的现有思路并且仅仅作为建议，除非被引用于特定法规或法定要求。机构指南中使用的单词"应该（should）"意为建议或推荐，并非要求。

　　Ⅱ．背景

　　2007 年 9 月 27 日，总统签署 FDAAA（公法 110-85）成为法律。通过加入新部分 505（o）对 FDAAA 标题 IX 第 901 部分进行了修订。第 505（o）（3）部分授权 FDA 按法案第 506（b）部分处方药物批准和 PHS Act 生物制品批准，要求进行特定的上市后研究和临床试验。

4. 美国（RWE 相关）

　　（1）法律 / 美国国会 /《21 世纪治愈法案》（21st Century Cures Act，21CCA）/ 现行 /2016-12-13

　　全文见 https：//www.congress.gov/bill/114th-congress/house-bill/34/

TITLE Ⅲ—DEVELOPMENT

Subtitle C—Modern Trial Design and Evidence Development

Sec.3022. Real world evidence.

Chapter V of the Federal Food，Drug，and Cosmetic Act is amended by inserting after section 505E（21 U.S.C. 355f）the following：

"SEC. 505F. UTILIZING REAL WORLD EVIDENCE.

"（a）IN GENERAL.—The Secretary shall establish a program to evaluate the potential use of real world evidence—

"（1）to help to support the approval of a new indication for a drug approved under section 505（c）; and

"（2）to help to support or satisfy postapproval study requirements.

"（b）REAL WORLD EVIDENCE DEFINED.—In this section, the term 'real world evidence' means data regarding the usage, or the potential benefits or risks, of a drug derived from sources other than randomized clinical trials.

"（c）PROGRAM FRAMEWORK.—

"（1）IN GENERAL.—Not later than 2 years after the date of enactment of the 21st Century Cures Act, the Secretary shall establish a draft framework for implementation of the program under this section.

"（2）CONTENTS OF FRAMEWORK.—The framework shall include information describing—

"（A）the sources of real world evidence, including ongoing safety surveillance, observational studies, registries, claims, and patient-centered outcomes research activities;

"（B）the gaps in data collection activities;

"（C）the standards and methodologies for collection and analysis of real world evidence; and

"（D）the priority areas, remaining challenges, and potential pilot opportunities that the program established under this section will address.

"（3）CONSULTATION.—

"（A）IN GENERAL.—In developing the program framework under this subsection, the Secretary shall consult with regulated industry, academia, medical professional organizations, representatives of patient advocacy organizations, consumer organizations, disease research foundations, and other interested parties.

"（B）PROCESS.—The consultation under subparagraph （A）may be carried out through approaches such as—

"（i）a public-private partnership with the entities described in such subparagraph in which the Secretary may participate;

"（ii）a contract, grant, or other arrangement, as the Secretary determines appropriate, with such a partnership or an independent research organization; or

"（iii）public workshops with the entities described in such subparagraph.

"（d）PROGRAM IMPLEMENTATION.—The Secretary shall, not later than 2 years after the date of enactment of the 21st Century Cures Act and in accordance with the framework established under subsection （c）, implement the program to evaluate the potential use of real world evidence.

"（e）GUIDANCE FOR INDUSTRY.—The Secretary shall—

"（1）utilize the program established under subsection （a）, its activities, and any subsequent pilots or written reports, to inform a guidance for industry on—

"（A）the circumstances under which sponsors of drugs and the Secretary may rely on real world evidence for the purposes described in paragraphs （1）and （2）of subsection （a）; and

"（B）the appropriate standards and methodologies for collection and analysis of real world evidence submitted for such purposes;

"（2）not later than 5 years after the date of enactment of the 21st Century Cures Act, issue draft guidance for industry as described in paragraph （1）; and

"（3）not later than 18 months after the close of the public comment period for the draft guidance described in paragraph （2）, issue revised draft guidance or final guidance.

"（f）RULE OF CONSTRUCTION.—

"（1）IN GENERAL.—Subject to paragraph （2）, nothing in this section prohibits the Secretary from using real world evidence for purposes not specified in this section, provided the Secretary determines that sufficient basis exists for any such nonspecified use.

"（2）STANDARDS OF EVIDENCE AND SECRETARY'S AUTHORITY.— This section shall not be construed to alter—

"（A）the standards of evidence under—

"（ⅰ）subsection（c）or（d）of section 505，including the substantial evidence standard in such subsection（d）; or

"（ⅱ）section 351（a）of the Public Health Service Act; or

"（B）the Secretary's authority to require postapproval studies or clinical trials，or the standards of evidence under which studies or trials are evaluated."

（2）指南 /FDA/《21 世纪医药法案第 3060 条导致的现行医疗软件政策的变化》（Changes to Existing Medical Software Policies Resulting from Section 3060 of the 21st Century Cures Act）/ 现行 /2019-09-26

全文见：https://www.fda.gov/regulatory-information/search-fda-guidance-documents/changes-existing-medical-software-policies-resulting-section-3060-21st-century-cures-act

Ⅲ. Scope

This guidance details the changes to existing guidance documents that relate to the regulation of the software functions described in section 520（o）（1）（A）–（D）of the FD&C Act. These sections describe software functions that do not meet the device definition in 201（h）of the FD&C Act. Section 3060 also describes limited circumstances when software functions described in 520（o）（1）（A）–（D） would remain devices.6，7

FDA provides clarification of its proposed interpretation of section 520（o）（1）（E）of the FD&C Act，which is for software functions intended to provide decision support for the diagnosis，treatment，prevention，cure，or mitigation of disease or other conditions （often referred to as clinical decision support software），in a separate guidance document. Section 520（o）（2）of the FD&C Act describes the regulation of a product with multiple functions，including at least one device function and at least one software function that is not a device. FDA also provides its proposed recommendations on the regulation of such products with multifunctionality in a separate guidance document.

（3）指南 /FDA/《医疗设备数据系统、医疗图像存储设备和医疗图像通信设备》（Medical Device Data Systems，Medical Image Storage Devices，and Medical Image Communications Devices）/ 现行 /2019-09-26

全文见：https：//www.fda.gov/regulatory-information/search-fda-guidance-documents/medical-device-data-systems-medical-image-storage-devices-and-medical-image-communications-devices

Ⅱ. Background

FDA uses the following terms in this guidance:

Non-Device-MDDS: Software functions that are solely intended to transfer, store, convert formats, and display medical device data or results.

Device-MDDS: Hardware functions that are solely intended to transfer, store, convert formats, and display medical device data or results.

FDA further defines Non-Device-MDDS and Device-MDDS through the following examples:

A Non-Device-MDDS is a software function solely intended to provide one or more of the following uses, without controlling or altering the functions or parameters of any connected medical devices, which may or may not be intended for active patient monitoring:

The electronic transfer or exchange of medical device data. For example, this would include software that collects output from a ventilator about a patient's CO_2 level and transmits the information to a central patient data repository.

The electronic storage and retrieval of medical device data. For example, software that stores historical blood pressure information for later review by a health care provider.

The electronic conversion of medical device data from one format to another in accordance with a preset specification. For example, software that converts digital data generated by a pulse oximeter into a digital format that can be printed.

The electronic display of medical device data. For example, software that displays a previously stored electrocardiogram for a particular patient.

Other examples of Non-Device-MDDS include:

Any assemblage or arrangement of network components that includes specialized software expressly created for a purpose consistent with the intended use in the MDDS regulation.

Software functions specifically labeled (per 21 CFR Part 801) by the manufacturer as a MDDS, provided such products do not provide additional functionality.

Custom software that is written by entities other than the original medical device manufacturer（for example, hospitals, third party vendors）that directly connects to a medical device, to obtain medical device information.

Modified portions of software that are part of an Information Technology（IT）infrastructure created and/or modified（writing and compiling software）for specific MDDS functionality. For example, when modifying software for MDDS functionality, only the modified portion is considered MDDS; the original software is not.

A MDDS does not modify the data, and it does not control the functions or parameters of any connected medical device. Software functions intended to generate alarms or alerts or prioritize patient-related information on multi-patient displays, which are typically used for active patient monitoring, are considered device software functions because these functions involve analysis or interpretation of laboratory test or other device data and results. As noted above, a Non-Device-MDDS may include software functions that transfer, store, convert formats, or display medical device data that may or may not be intended for active patient monitoring.

Software functions that are device functions intended for active patient monitoring include the following characteristics:

The clinical context requires a timely response（e.g. in-hospital patient monitoring）.

The clinical condition（disease or diagnosis）requires a timely response（e.g., a monitor that is intended to detect life-threatening arrhythmias, such as ventricular fibrillation, or a device used to actively monitor diabetes for time-sensitive intervention）.

Examples of devices that provide active patient monitoring include:

A nurse telemetry station that receives and displays information from a bedside hospital monitor in an ICU.

A device that receives and/or displays information, alarms, or alerts from a monitoring device in a home setting and is intended to alert a caregiver to take an immediate clinical action.

Examples of products that transfer, store, convert formats, or display medical device data and are Non-Device-MDDS:

An application that transmits a child's temperature to a parent/guardian while the child is in the nurse/health room of a school.

An application that facilitates the remote display of information from a blood glucose meter, where the user of the meter can independently review their glucose and glucose levels, and which is not intended to be used for taking immediate clinical action. In these cases, remotely displaying information such as the most recent blood glucose value or time-lapse between blood glucose measurements is not considered active patient monitoring.

This guidance also provides the policy for medical image storage and medical image communications devices. These devices are defined as follows:

A medical image storage device, defined under 21 CFR 892.2010, is a device that provides electronic storage and retrieval functions for medical images.

A medical image communications device, defined under 21 CFR 892.2020, is a device that provides electronic transfer of medical image data between medical devices.

（4）指南/FDA/《医疗设备软件功能和移动医疗应用程序的政策》（Policy for Device Software Functions and Mobile Medical Applications）/现行/2019-09-26

全文见：https://www.fda.gov/regulatory-information/search-fda-guidance-documents/policy-device-software-functions-and-mobile-medical-applications

Ⅱ. Background

As mobile platforms become more user friendly, computationally powerful, and readily available, innovators have begun to develop mobile apps of increasing complexity to leverage the portability mobile platforms can offer. Some of these new software functions are specifically targeted to assisting individuals in their own health and wellness management. Other software functions are targeted to health care providers as tools to improve and facilitate the delivery of patient care.

In 1989, FDA prepared a general policy statement on how it planned to determine whether a computer-based product and/or software-based product is a device, and, if so, how the FDA intended to regulate it. The document, "FDA Policy for the Regulation of Computer Products," became known as the "Draft Software Policy." After 1989, however, the use of computer and software products as medical devices grew exponentially and the types of products diversified and grew more complex (and that trend has continued). As a result, the FDA determined that the draft policy did not adequately address all of the issues related to the regulation of all medical devices containing software. Therefore, in 2005, the Draft Software Policy was withdrawn.

Although the FDA has not issued an overarching software policy, the Agency has formally classified certain types of software applications that meet the definition of a device and, through classification, identified specific regulatory requirements that apply to these devices and their manufacturers. These software devices include products that feature one or more software components, parts, or accessories, as well as devices that are composed solely of software.

The FDA has previously clarified that when a software application is used to analyze medical device data, it has traditionally been regulated as an accessory to a medical device or as medical device software. In 2014, the International Medical Device Regulators Forum established globally harmonized vocabulary for such software applications and defined the term "Software as a Medical Device (SaMD) "

As is the case with traditional medical devices, certain software functions that are device functions (referred to in this document as 'device software functions') can pose potential risks to public health. Moreover，certain device software functions may pose risks that are unique to the characteristics of the platform on which the software function is run. For example，the interpretation of radiological images on a mobile device could be adversely affected by the smaller screen size，lower contrast ratio，and uncontrolled ambient light of the mobile platform. FDA intends to take these risks into account in assessing the appropriate regulatory oversight for these products.

This guidance clarifies and outlines the FDA's current thinking. The Agency will continue to evaluate the potential impact these technologies might have on improving health care，reducing potential medical mistakes，and protecting patients.

（5）指南 /FDA/《临床决策支持软件》（Clinical Decision Support Software）/ 草案 /2019-09-27

全文见：https：//www.fda.gov/regulatory-information/search-fda-guidance-documents/clinical-decision-support-software

The Food and Drug Administration （FDA）has long regulated software that meets the definition of a device in section 201（h）of the Federal Food，Drug，and Cosmetic Act （FD&C Act），including software that is intended to provide decision support for the diagnosis，treatment，prevention，cure，or mitigation of diseases or other conditions （often referred to as clinical decision support software）. This guidance provides clarity on the scope of FDA's oversight of clinical decision support software intended for health care professionals，patients，or caregivers.

FDA recognizes that the term "clinical decision support" or "CDS" is used broadly and in different ways, depending on the context. CDS provides health care professionals (HCPs) and patients with knowledge and person-specific information, intelligently filtered or presented at appropriate times, to enhance health and health care. In the Food and Drug Administration Safety and Innovation Act (FDASIA) Health IT Report of 2014, CDS is described as a variety of tools including, but not limited to: computerized alerts and reminders for providers and patients; clinical guidelines; condition-specific order sets; focused patient data reports and summaries; documentation templates; diagnostic support; and contextually relevant reference information.

The purpose of this guidance is to describe FDA's regulatory approach to CDS software functions. The agency's approach includes recent changes to the FD&C Act made by the 21st Century Cures Act (Cures Act), which amended section 520 and excludes certain software functions from the device definition. This guidance clarifies the types of CDS software functions that: (1) do not meet the definition of a device as amended by the Cures Act; (2) may meet the definition of a device but for which, at this time and based on our current understanding of the risks of these devices, FDA does not intend to enforce compliance with applicable device requirements of the FD&C Act, including, but not limited to, premarket clearance and premarket approval requirements; and (3) meet the definition of a device and on which FDA intends to focus its regulatory oversight. In its risk based approach to CDS regulation, FDA also intends to leverage the Software as a Medical Device: Possible Framework for Risk Categorization and Corresponding Considerations (IMDRF Framework).

Non-Device CDS functions;

Device CDS functions for which, at this time and based on our current understanding of the risks of these devices, FDA intends not to enforce compliance with applicable requirements;

Device CDS functions on which FDA intends to focus its regulatory oversight; and

Non-CDS device functions on which FDA intends to focus its regulatory oversight.

（6）指南 /FDA/《向 FDA 提交使用真实世界数据和真实世界证据的药物和生物制品文件行业指南》（FDA Submitting Documents Using Real-World Data and Real-World Evidence to FDA for Drugs and Biologics Draft 201905）/ 草案现行 /2019-05-08

全文见：https：//www.fda.gov/regulatory-information/search-fda-guidance-documents/submitting-documents-utilizing-real-world-data-and-real-world-evidence-fda-drugs-and-biologics

Ⅰ. INTRODUCTION

This guidance is intended to encourage sponsors and applicants who are using real-world data （RWD）to generate real-world evidence （RWE）as part of a regulatory submission to FDA to provide information on their use of RWE in a simple，uniform format. FDA will use this information for internal tracking purposes only. This guidance applies to submissions for investigational new drug applications （INDs），new drug applications （NDAs），and biologics license application （BLAs）that contain RWE used to support regulatory decisions regarding safety and/or effectiveness.

For the purposes of this guidance，FDA defines RWD and RWE as follows：

• RWD are data relating to patient health status and/or the delivery of health care that are routinely collected from a variety of sources. Examples of RWD include the following：

- Data derived from electronic health records （EHRs）

- Medical claims and billing data

- Data from product and disease registries

- Patient-generated data，including in-home use and/or other decentralized settings

- Data gathered from other sources that can inform on health status，such as mobile devices

• RWE is the clinical evidence regarding the usage and potential benefits or risks of a medical product derived from analysis of RWD. RWE can be generated，for example，bycollecting information about effectiveness or safety outcomes from an RWD source in randomized clinical trials or in observational studies.

In general，FDA's guidance documents do not establish legally enforceable responsibilities. Instead，guidances describe the Agency's current thinking on a topic and should be viewed only as recommendations，unless specific regulatory or statutory requirements are cited. The use of the word should in Agency guidances means that something is suggested or recommended，but not required.

（7）指南 /FDA/《真实世界证据计划的框架》（Framework for FDA's Real-World Evidence Program）/ 现行 /2018-12

全　文　见：https：//www.fda.gov/science-research/science-and-research-special-topics/real-world-evidence

Introduction

The 21st Century Cures Act （Cures Act），signed into law on December 13，2016，is designed to accelerate medical product development and bring new innovations and advances faster and more efficiently to the patients who need them. Among other provisions, the Cures Act added section 505F to the Federal Food, Drug, and Cosmetic Act (FD&C Act). Pursuant to this section, the Food and Drug Administration (FDA) has created a framework for evaluating the potential use of real-world evidence (RWE) to help support the approval of a new indication for a drug already approved under section 505 (c) of the FD&C Act or to help support or satisfy drug postapproval study requirements. In addition to drug and biological products approved under section 505 (c), this framework is also intended for application to biological products licensed under the Public Health Service Act. The framework does not cover medical devices.

FDA's RWE Program will be multifaceted. It will involve demonstration projects, stakeholder engagement, internal processes to bring senior leadership input into the evaluation of RWE and promote shared learning and consistency in applying the framework, and guidance documents to assist developers interested in using real-world data (RWD) to develop RWE to support Agency regulatory decisions. This document outlines the framework FDA plans to use to implement its RWE Program.

（8）指南 /FDA/《临床研究中使用电子健康档案数据指南》（Use of Electronic Health Record Data in Clinical Investigations Guidance for Industry）/ 现行 / 2018-07-18

全文见：https://www.fda.gov/regulatory-information/search-fda-guidance-documents/use-electronic-health-record-data-clinical-investigations-guidance-industry

I. INTRODUCTION

This guidance is intended to assist sponsors, clinical investigators, contract research organizations, institutional review boards （IRBs）, and other interested parties on the use of electronic health record data in FDA-regulated clinical investigations.2 For the purposes of this guidance, electronic health record （EHR） systems3 are electronic platforms that contain individual health records for patients. EHR systems are generally maintained by health care providers, health care organizations, and health care institutions and are used to deliver care. EHR systems can be used to integrate real-time electronic health care information from medical devices and multiple health care providers involved in the care of patients.

For the purposes of this guidance, an EHR is an individual patient record contained within the EHR system. A typical individual EHR may include a patient's medical history, diagnoses, treatment plans, immunization dates, allergies, radiology images, pharmacy records, and laboratory and test results. This guidance uses broad definitions of EHRs and EHR systems to be inclusive of many different types of EHRs and EHR systems.4.

This guidance provides recommendations on：

Deciding whether and how to use EHRs as a source of data in clinical investigations

Using EHR systems that are interoperable with electronic data capture （EDC） systems in clinical investigations

Ensuring the quality and integrity of EHR data collected and used as electronic source data in clinical investigations

Ensuring that the use of EHR data collected and used as electronic source data in clinical investigations meets FDA's inspection, recordkeeping, and record retention requirements5

In an effort to modernize and streamline clinical investigations, the goals of this guidance are to：

Facilitate the use of EHR data in clinical investigations

Promote the interoperability of EHR and EDC systems

In general，FDA's guidance documents do not establish legally enforceable responsibilities. Instead，guidances describe the Agency's current thinking on a topic and should be viewed only as recommendations，unless specific regulatory or statutory requirements are cited. The use of the word should in Agency guidances means that something is suggested or recommended，but not required.

（9）指南 /FDA/《使用真实世界证据支持医疗器械监管决策》（Use of Real-World Evidence to Support Regulatory Decision-Making for Medical Devices）/ 现行 /2017-08-31

全文见：https：//www.fda.gov/regulatory-information/search-fda-guidance-documents/use-real-world-evidence-support-regulatory-decision-making-medical-devices

Ⅰ. Introduction and Scope

FDA is issuing this guidance to clarify how we evaluate real-world data to determine whether itis sufficient for generating the types of real-world evidence that can be used in FDA regulatorydecision-making for medical devices. This guidance is applicable to all devices，as that term isdefined under section 201（h）of the Federal Food，Drug，and Cosmetic Act（the FD&C Act），including software that meets the definition of a device.

二、　欧盟

1. 指南 /EMA/《欧洲药物管理局为使用集中程序的用户提供上市后的程序建议》（European Medicines Agency post-authorisation procedural advice for users of the centralised procedure）/ 现行 /2019-02-07

全 文 见：https：//www.ema.europa.eu/en/human-regulatory/post-authorisation/post-authorisation-efficacy-studies-questions-answers

14. Post-authorisation efficacy study （PAES）

4.1. What is a PAES imposed in accordance with the Commission Delegated Regulation?

PAES imposed in accordance with the Commission Delegated Regulation （EU） No 357/2014 it is meantan efficacy study which is requested by a Competent Authority pursuant to at least one of thesituations set out in this said regulation. The data resulting from such a PAES conducted within anauthorised therapeutic indication are required to be submitted as they are considered important forcomplementing available efficacy data in the light of well-reasoned scientific uncertainties on aspects ofthe evidence of benefits that is to be，or can only be，addressed post-authorisation. The results of thePAES have the potential to impact on the benefit-risk of the medicinal product or product information.

Such efficacy study conducted post-authorisation can be imposed either：

●at the time of granting the initial marketing authorisation （MA）where concerns relating to someaspects of the efficacy of the medicinal product are identified and can be resolved only after themedicinal product has been marketed; or

•after granting of a MA where the understanding of the disease or the clinical methodology or theuse of the medicinal product under real-life conditions indicate that previous efficacy evaluationsmight have to be revised significantly.

It is also possible to impose the conduct of post-authorisation efficacy studies in the specific situationsof a conditional MA, a MA granted in exceptional circumstances, a MA granted to an advanced therapymedicinal product, the paediatric use of a medicinal product, a referral procedure initiated under Article31 or Article 107i of Directive 2001/83/EC or Article 20 of Regulation （EC）No 726/2004, howeverthese fall outside the scope of the Delegated Regulation.

References

•Regulation （EC）No 726/2004

•Directive 2001/83/EC

•Commission Delegated Regulation （EU）No 357/2014

•Draft scientific guidance on post-authorisation efficacy studies

14.10. How is a PAES enforced?

The Agency will keep a record of the post-authorisation measure and its due date in its database.

In case of overdue condition or a MAH being found non-compliant in satisfying such condition, thecompetent authorities will consider the need for appropriate actions to be taken.

In such situations, the Rapporteur （or a lead Rapporteur nominated by the Committee in case of morethan one affected product）may draft an assessment report on the impact of the lack of data on thebenefit/risk balance of the affected medicinal product （s）. Based on the outcome of such assessmentand/or discussion, one or more of the following actions may be taken：•Letter to the MAH by the Chair of the Committee •Oral Explanation by the MAH to the Committee

•Initiation of a referral procedure with a view to vary/suspend/revoke the MA

•Inspection to be performed upon request of the Committee （s）

Such regulatory action in regards to non-compliance of the MAH may be made public on the Agencywebsite, e.g. in the EPAR(s)of the affected medicinal product(s).

References

•Directive 2001/83/EC

•Regulation （EC）No 726/2004

15. Post-Authorisation Measures （PAMs）

15.1. What are PAMs? Rev. Apr 2015

At the time of finalising a procedure or in follow-up of a signal evaluation, the Agency's Committee（s）may agree that the applicant/MAH should provide additional data post-authorisation, as it is necessaryfrom a public health perspective to complement the available data with additional data about thesafety and, in certain cases, the efficacy or quality of authorised medicinal products. Such post-authorisation measures （PAMs）may be aimed at collecting or providing data to enable the assessmentof the safety or efficacy of medicinal products in the post-approval setting.

The existence of such a system of PAMs does not aim at promoting premature approvals of marketingauthorisations or post-authorisation procedures. The background and rationale for requesting PAMs willbe described in the relevant assessment, which will present the context and nature of the PAM. Basedon the assessment of the committee（s）, PAMs are classified into their appropriate legal frameworkunder which they will be enforced.

The following diagram explains how PAMs are categorised; in addition, each PAM category is explainedin the following sections: Fig.: Schematic overview of decision tree for the classification of PAMs

Consequently, PAMs fall within one of the following categories [EMA codes10]:

•specific obligation [SOB]

•annex II condition [ANX]

•additional pharmacovigilance activity in the risk-management plan（RMP）[MEA] （e.g. interimresults of imposed/non-imposed interventional/non-interventional clinical or nonclinical studies）

•legally binding measure [LEG] （e.g. cumulative review following a request originating from a PSURor a signal evaluation [SDA]，Corrective Action/Preventive Action （CAPA），paediatric [P46]submissions，MAH's justification for not submitting a requested variation）

•recommendation [REC] e.g. quality improvement

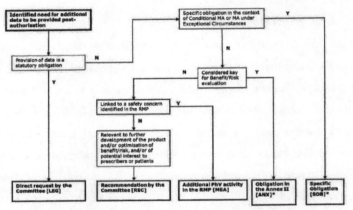

* plus potentially also additional PhV activity in the RMP [MEA] if linked to a safety concern identified in the RMP

Only certain medicinal products can be subject to specific obligations （see also 'What is a SpecificObligation?'）. PAMs other than specific obligations can be required for any type of authorisationandwill be included in the opinion of an initial marketing authorisation or further to the committees' assessment during post-authorisation.

The wording of the PAM will describe the issue under investigation that has led to the request togetherwith a clear outline of the studies or activities expected to address it and the deadline for itssubmission. Compliance with these measures is defined by both the submission of the requested dataand adherence to the agreed timeframe.

References

•Directive 2001/83/EC

•Regulation （EC）No 726/2004

15.9. Under which procedure should I submit my PAM? Rev. Aug 2017

The procedure under which the PAM should be submitted will depend on the content and type ofinformation submitted as part of the PAM, as summarised in the table below:

PAM	Submission	Procedure/Typeof application
Specific obligation （category 2） [SOB]	Non-interventional PASS	See Post Authorisation Safety Study
	•Protocol and substantial amendments	Article 107n-o
	•Interim results	SOB
	•Final results	Article 107p-q
	Annex II E Interventional Efficacy Studies	
	•Protocol （where requested to be submitted）	Stand-alone PAM [SOB] Where a protocol is notrequested to be submitted by the Agency's Committee, the MAH should consider to seek scientific advice
	•Interim results	Conditional renewal, annual re-assessment （Note: if submission of interim results is requested outside of the timelines of the renewal or annual re-assessment, these can be submitted as stand-alonePAM, if no changes to the PI areproposed）, alternatively a typeII would be required.
	•Final results	Conditional renewal, annual re-assessment or type II variation, depending on the timelines.
Annex II condition （category 1）[ANX]	Non-interventional PASS	See Post Authorisation Safety Study
	•Protocol and substantial amendments	Article 107n-o
	•Interim results	ANX
	•Final results	Article 107p-q
	Others studies （including PAES）	
	•Protocol （where requested to be submitted）	Stand-alone PAM [ANX] Where a protocol is notrequested to be submitted bythe Agency's Committee, theMAH should consider to seekscientific advice
	Interim results •No changes to PI •Changes to PI	Stand-alone PAM [ANX] Type II variation
	Other studies: Final results	Type II variation

PAM	Submission	Procedure/Typeof application
Additional Pharmacovigilance activityin the RMP （category 3） [MEA]	Protocol （as requested by Committeeand reflected as a milestone in theRMP）	Stand-alone PAM [MEA] Where a protocol is notrequested to be submitted bythe Agency's Committee, theMAH should consider to seekscientific advice
	Interim results •No changes to PI •Changes to PI	Stand-alone PAM [MEA] Type II variation
	Final results	Type II variation
Legally binding measure [LEG] （including [SDA] and [P46]）	Provision of data requested by theCommittee （e.g. cumulative review，CAPA，interim study results） （[SDA] when related to a signal assessment）	
	•with no changes to the PI	Stand-alone PAM [LEG]/[SDA]
	•with PI changes	Type II variation
	Final study report	Type II variation
	Justification for not submitting a variation （[SDA] when related to a signal assessment，otherwise [LEG]）	Stand-alone PAM [LEG]/[SDA]
	Submission of final results of studyinvolving paediatric patients inaccordance with Article 46 of thepaediatric regulation [P46]	
	•No changes to PI	Stand-alone PAM [P46]
	•Changes to PI	Type II variation
Recommendation [REC]	Interim results •No changes to PI	Stand-alone PAM [REC]
	•Changes to PI	Type II variation
	Final results	Type II variation
	ERA study results with no impact toPI	Type IB CI.z variation

Where the deliverable of a measure is submitted as part of another procedure，the structure of thesubmission package should follow the requirements of this procedure and the MAH should indicate inthe template table of cover letter of the application which PAM is being addressed，including the EMAreference number and the full description of the relevant PAM. The MAH does not need to submit aseparate 'stand-alone' submission of the PAM data.

References

•Directive 2001/83/EC

●Regulation（EC）No 726/2004

●EMA post-authorisation procedural advice - variations

●Guidelines on the details of the various categories of variations，on the operation of the procedureslaid down in Chapters II，IIa，III and IV of Commission Regulation（EC）No 1234/2008 of 24November 2008 concerning the examination of variations to the terms of marketing authorizationsfor medicinal products for human use and veterinary medicinal products and on the documentationto be submitted pursuant to those procedures（Guidelines on Variations）

15.14. How are PAMs enforced? Rev. Feb 2019

The Agency will keep a record of the post-authorisation measure and its due date in its database. Inaddition，the compliance with specific obligations is assessed annually，as part of the annual renewal（for conditional marketing authorizations）or annual reassessment（for marketingauthorisations underexceptional circumstances）.

In case of overdue measures or a MAH being found non-compliant in satisfying a post-authorisationmeasure，the responsible committee will consider the need for appropriate actions to be takenincluding involvement of the relevant committee（s）.

In such situations，the rapporteur（or a lead rapporteur nominated by the committee in case of morethan one affected product）may draft an assessment report on the impact of the lack of data on thebenefit/risk balance of the affected product or other analysis to support a discussion on the next stepsby the Agency's committee（s）. Based on the outcome of such assessment and/or discussion，one ormore of the following actions may be taken：

●letter to the MAH by the chair of the committee

●oral explanation by MAH to the committee

●initiation of a referral procedure with a view to vary/suspend/revoke the MA in light of art. 116 ofDirective 2001/83/EC

●inspection to be performed upon request of the committee（s）.

Furthermore，according to Article 20a of Regulation（EC）No 726/2004，a conditional marketingauthorisation shall be varied，suspended or revoked if it is concluded that that the MAH has failed tocomply with the obligations laid down in the conditional marketing authorisation.

Such regulatory action in regards to non-compliance of a MAH may be made public by the Agency onthe Agency website e.g. in the EPAR（s）of the affected product（s）.

Irrespective of the above regulatory actions，the Agency may take at any point in time a decision totake another enforcement action beyond those described here.

References

●Directive 2001/83/EC

●Regulation （EC）No 726/2004

2. 指南 /EMA/《药物上市后有效性评价科学指南》（Scientific guidance on post-authorisation efficacy studies）/ 现行 /2017-06-01

全　文　见：https：//www.ema.europa.eu/en/scientific-guidance-post-authorisation-efficacy-studies

1. Introduction

The granting and maintenance of a marketing authorisation （MA）in the European Union （EU）isdependent on data generated to that point in time supporting a positive benefit-risk within thetherapeutic indication and terms of the MA as laid out in the Summary of Product Characteristics（SmPC）. In general，to support a positive benefit-risk in an indication at the time of the initial MA，demonstration of benefit is required from pivotal，almost invariably randomised，trials that areappropriately designed and conducted in accordance with applicable guidance.

PAES of medicinal products are studies subsequently conducted within the authorisedtherapeutic indication to address well-reasoned scientific uncertainties identified by EU regulators on aspects ofthe evidence of benefits that should be, or can only be, addressed post-authorisation.

A PAES may, therefore, be needed at the time of the initial MA or the extension of an existing MAwhere there is a well-reasoned scientific uncertainty on an aspect of the established therapeuticefficacy and the resolution of this uncertainty is important for further understanding this aspect ofbenefit-risk. The uncertainty should also be such that it may be addressed post-authorisation by astudy that can be designed and conducted to give interpretable results with the potential to impact onthe MA status or product labelling.

Post-marketing evaluation of medicinal products is increasingly based on a benefit-risk managementmodel encompassing emerging evidence relevant to both risks and benefits e.g. formal evaluation ofbenefit is a feature of Periodic Safety Update Reports. There may be circumstances where importantuncertainties concerning a product's benefits become relevant in the context of such a post-marketingbenefit-risk evaluation particularly where knowledge of the safety or benefit-risk profile has changedsignificantly since first MA. In such circumstances a PAES may be considered. A PAES may also beneeded if an improved understanding of the disease or the pharmacology of a medicinal product hasbrought into question the criteria used to establish the efficacy of the medicinal product at the time of the initial MA.

The need for a PAES may therefore be seen as in keeping with the concept of life-cycle productbenefit-risk profiling and monitoring through targeted research that translates into better labelling andbetter use of medicines.

三、 其他国家

1. 法规 /MFDS（韩国）/《药品再评价实施办法》（Regulation on the Execution of Re-Evaluation of Pharmaceuticals）/ 现行 /2017-11-21

全文见：http：//www.mfds.go.kr/eng/brd/m_18/view.do?seq=71454

Article 1 （Purpose）

The purpose of this Notice is to determine methods, procedures and other matters related to re-review and evaluate safety and efficacy or prove pharmaceutical equivalence of drug, narcotics, ultra-narcotics and psychopharmaceutical （hereinafter referred to as "drugs"） that have been permitted （including registered, considered as equivalent hereinafter） at up to date science level in accordance with Articles 33, 37-3, and 42 （5） of the Pharmaceutical Affairs Act （PAA） and Article 57 of the Narcotics Control Act to provide safe and outstanding drugs and contribute to improvement of national public health by rational use of drugs.

Article 2 （Subject Matters and Methods）

（1） Subject matters of re-evaluation are drug items permitted in accordance with Article 31 of the Pharmaceutical Affairs Act （PAA） and Articles 18 （2）, 21 （2） and 24 （2） of the Narcotics Control Act. However, the products included in any of following subparagraphs are excluded:

1. Items under re-evaluation period in accordance with Article 32 of the Pharmaceutical Affairs Act （PAA） and Article 57 of the Narcotics Control Act or product that have not elapsed 3 years after the re-evaluation;

2. Items in accordance with the Standard Preparation Criteria of Drug and Others notified by The Minister of Ministry of Food and Drug Safety;

3. Items cancelled or withdrawn during re-evaluation period;

4. Drugs permitted for export only;

5. Orphan drugs designated in accordance with [Regulation on Designation of Orphan Drug （Ministry of Food and Drug Safety Notice）.

（2）Notwithstanding paragraph （1）, it shall not be applied in case of re-evaluation on classification （hereinafter, referred to as "classification re-evaluation"）of prescription drugs and over the counter drugs.

（3）Re-evaluation methods and evaluation standard shall comply with Annex 1. However, classification re-evaluation shall be conducted based on standard of classification and examination standard in accordance with the Regulation of Pharmaceutical Classification Criteria （Ministry of Health and Welfare Notice）.

四、　中国

1. 国家政策

（1）政策／国卫科药专项管办／《新药专项示范性药物临床评价技术平台建设课题工作要求》（〔2019〕3号）/2019-01-17

全文见：http://www.nhc.gov.cn/cms-search/xxgk/getManuscriptXxgk.htm?id=f4b2ff724a564b35964b296b427b9002

各有关课题责任单位：为落实中办、国办下发的《关于深化审评审批制度改革鼓励药品医疗器械创新的意见》（厅字〔2017〕42号），加强重大新药创制科技重大专项（以下简称新药专项）临床评价技术平台建设课题管理，充分发挥试点示范作用，推动相关政策落实落地，新药专项实施管理办公室研究制定了《新药专项示范性药物临床评价技术平台建设课题工作要求》（详见附件）。

自通知发布之日起，各课题责任单位应在规定期限内向新药专项实施管理办公室上报出台的政策措施，并按要求完成整改工作。鼓励其他开展药物临床试验的医疗机构落实本工作要求，积极承担新药专项品种类课题的临床评价工作。

（2）政策 / 中共中央办公厅、国务院办公厅 /《关于深化审评审批制度改革鼓励药品医疗器械创新的意见》/2017-10-08

全文见 http：//www.nmpa.gov.cn/WS04/CL2097/318624.html

（二十五）开展药品注射剂再评价。根据药品科学进步情况，对已上市药品注射剂进行再评价，力争用 5 至 10 年左右时间基本完成。上市许可持有人须将批准上市时的研究情况、上市后持续研究情况等进行综合分析，开展产品成分、作用机理和临床疗效研究，评估其安全性、有效性和质量可控性。通过再评价的，享受仿制药质量和疗效一致性评价的相关鼓励政策。

2. 法律

（1）法律 / 人大 /《中华人民共和国药品管理法》/2019-12-01 开始执行 /2019-08-26

全 文 见：http：//www.npc.gov.cn/npc/c30834/201908/26a6b28dd8354
6d79d17f90c62e59461.shtml?from=groupmessage&isappinstalled=0#10006-
weixin-1-52626-6b3bffd01fdde4900130bc5a2751b6d1

第七章　药品上市后管理

第七十七条 药品上市许可持有人应当制订药品上市后风险管理计划，主动开展药品上市后研究，对药品的安全性、有效性和质量可控性进行进一步确证，加强对已上市药品的持续管理。

第七十八条 对附条件批准的药品，药品上市许可持有人应当采取相应风险管理措施，并在规定期限内按照要求完成相关研究；逾期未按照要求完成研究或者不能证明其获益大于风险的，国务院药品监督管理部门应当依法处理，直至注销药品注册证书。

第七十九条 对药品生产过程中的变更，按照其对药品安全性、有效性和质量可控性的风险和产生影响的程度，实行分类管理。属于<u>重大变更</u>的，应当经国务院药品监督管理部门批准，其他变更应当按照国务院药品监督管理部门的规定备案或者报告。

药品上市许可持有人应当按照国务院药品监督管理部门的规定，全面评估、验证变更事项对药品安全性、有效性和质量可控性的影响。

（2）法律 / 人大 /《中华人民共和国疫苗管理法》/ 现行 /2019-7-9
全文见：https://www.cfdi.org.cn/resource/news/11590.html

第七章　疫苗上市后管理

第五十七条 疫苗上市许可持有人应当建立健全疫苗全生命周期质量管理体系，制定并实施疫苗上市后风险管理计划，开展疫苗上市后研究，对疫苗的安全性、有效性和质量可控性进行进一步确证。

第六十条 疫苗上市许可持有人应当建立疫苗质量回顾分析和风险报告制度，

每年将疫苗生产流通、上市后研究、风险管理等情况按照规定如实向国务院药品监督管理部门报告。

第六十一条 国务院药品监督管理部门可以根据实际情况，责令疫苗上市许可持有人开展上市后评价或者直接组织开展上市后评价。

3.法规

（1）法规 /NMPA/《药品注册管理办法》/2020-07-01 执行 /2020-3-30

全文见：http://www.nmpa.gov.cn/WS04/CL2174/376150.html

第二十一条 药物临床试验分为Ⅰ期临床试验、Ⅱ期临床试验、Ⅲ期临床试验、Ⅳ期临床试验以及生物等效性试验。根据药物特点和研究目的，研究内容包括临床药理学研究、探索性临床试验、确证性临床试验和上市后研究。

第五章 药品上市后变更和再注册

第一节 药品上市后研究和变更

第七十六条 持有人应当主动开展药品上市后研究，对药品的安全性、有效性和质量可控性进行进一步确证，加强对已上市药品的持续管理。

（2）规范 /NMPA/《药物临床试验质量管理规范》/2020-07-01 执行 /2020-4-26

全文见：http://www.nmpa.gov.cn/WS04/CL2138/376852.html

本规范适用于为申请药品注册而进行的药物临床试验。药物临床试验的相关活动应当遵守本规范。

第四十九条　临床试验的监查应当符合以下要求：

（七）现场监查和中心化监查应当基于临床试验的风险结合进行。现场监查是在临床试验现场进行监查，通常应当在临床试验开始前、实施中和结束后进行。中心化监查是及时的对正在实施的临床试验进行远程评估，以及汇总不同的临床试验机构采集的数据进行远程评估。中心化监查的过程有助于提高临床试验的监查效果，是对现场监查的补充。

4. 指导原则／管理规范

上市后要求研究（依据法规提出要求，包括法规要求必须进行的上市后安全性临床研究和注册批件中要求完成的研究内容）。

（1）指南／药品评价中心／药品上市许可持有人药物警戒年度报告撰写指南（试行）／试行／2019-11-29

全　文　见：http://www.cdr-adr.org.cn/drug_1/zcfg_1/zcfg_zdyz/201911/t20191129_46859.html

一、总体要求

（一）持有人应当认真总结上市后药物警戒工作开展情况，包括药物警戒体系建设、个例药品不良反应收集和报告、监测数据定期分析评价、药品风险评估和控制等情况，真实、准确、规范撰写年度报告。

7. 上市后安全性研究

年度报告中应汇总的上市后安全性研究包括持有人发起或赞助的，在全球任何地点开展的，以药品安全性为主要目的和终点的研究，如非临床研究、临床研究、流行病学研究、主动监测、对临床试验的荟萃分析等，但对文献不良反应的综述除外。

（2）管理制度 /CDE/ 药物临床试验登记与信息公示管理制度（公开征求意见稿）/ 征求意见稿 /2019-11-8

全文见：http://www.cde.org.cn/news.do?method=largeInfo&id=314969

第六条　（登记范围）属于以下任何一种情形的，申请人应当在开展药物临床试验前按照本制度在登记平台进行临床试验信息登记，并根据临床试验进展持续更新。

（一）已获得国家药品监督管理局药物临床试验许可文件并在我国进行的临床试验；

（二）已完成化学药生物等效性试验备案并获得备案号的临床试验（含已完成备案但在境外开展的化学药生物等效性试验）；

（三）依据药品上市批件或药监部门发布的通知要求进行的 IV 期临床试验及上市后研究。

（3）指导原则 /CDE/ 临床急需药品附条件批准上市技术指导原则 / 征求意见稿 /2019-11-08

全文见：http：//www.cde.org.cn/news.do?method=viewInfoCommon& id=314967

附条件批准上市是指用于治疗严重危及生命且尚无有效治疗手段的疾病以及罕见病的药品、公共卫生方面急需的药品，现有临床研究资料尚未满足常规上市注册的全部要求，但药物临床试验已有数据显示疗效并能预测其临床价值，因临床急需，在规定申请人必须履行特定条件的情况下基于替代终点、中间临床终点或早期临床试验数据而批准上市。其目的是缩短药物临床试验的研发时间，提早应用于无法继续等待的急需患者。附条件批准上市不包括因临床试验设计或执行过程中存在缺陷而不能达到上市许可要求的情况。

通常，附条件批准上市药品的药学、药理毒理学要求与常规批准上市药品相同；对于公共卫生方面急需的药品或应对重大突发公共卫生事件的药品，可根据具体情况，结合药品的获益-风险进行评价。

本指导原则适用于未在中国境内上市销售，但临床急需的中药、化学药和生物制品。

申请人在获得附条件批准上市后，需按照所附的特定条件，开展新的或继续正在进行的临床试验，这些临床试验通常是以确认预期的临床获益为目的的确证性临床试验，为常规上市提供充足证据。

（4）指导原则 /CDE/ 已上市药品临床变更技术指导原则 / 征求意见稿 /2019-11-08

全文见：http：//www.cde.org.cn/news.do?method=viewInfoCommon& id |=314974

已上市药品临床变更是指，药品获准上市后，药品批准文号持有人（药品生产企业 / 药品上市许可持有人，以下简称持有人）出于临床安全有效使用药品的

需要，对药品的适应证、用法用量、药物警戒计划、说明书及标签信息、说明书中行政管理信息等事项进行的变更。

本指导原则明确了已上市药品发生的可能影响其临床安全有效使用的各类变更及相关技术要求，旨在为持有人开展上市后临床变更相关研究并提出变更申请提供技术指导和参考。

（5）指导原则/药品评价中心/《已上市药品临床变更技术指导原则》（征求意见稿）/2019-11-08

全文见：http：//www.cde.org.cn/news.do?method=largeInfo&id=314974

本指导原则明确了已上市药品发生的可能影响其临床安全有效使用的各类变更及相关技术要求，旨在为持有人开展上市后临床变更相关研究并提出变更申请提供技术指导和参考。

已上市药品临床变更是指，药品获准上市后，药品批准文号持有人（药品生产企业/药品上市许可持有人，以下简称持有人）出于临床安全有效使用药品的需要，对药品的适应证、用法用量、药物警戒计划、说明书及标签信息、说明书中行政管理信息等事项进行的变更。

（6）指导原则/CDE/《ICH E8（R1）临床研究的一般考虑》/征求意见稿/2019-7-5

全文见：http：//www.cde.org.cn/news.do?method=viewInfoCommon&id=314891

> （3）批准后研究（通常称为 4 期）
>
> 批准后研究是指药物批准后进行的研究。这类研究可能因多种原因进行，包括提供额外的有效性、安全性和使用的信息。例如：在某些情况下，一种药物可能基于可能预测临床结果的替代终点而获得批准。批准后，将进行研究以证明对临床终点的影响。可以对特殊人群，如儿童和老年人进行研究，以了解这些人群的药物效应。安全性研究可在获得上市许可后进行，以改善对潜在风险的了解。长期随访研究或已批准药品之间的比较研究可为医学界提供关于安全性和有效性的重要信息。批准后研究包括一系列设计和数据来源（见第 5 部分）。

（7）指导原则 /CDE/ICH 指导原则《E19：安全性数据收集的优化》/征求意见稿 /2019-6-26

全文见：http://www.cde.org.cn/news.do?method=largeInfo&id=314882

> **1.1 指导原则的目的**
>
> 本指导原则的目的是在药物的安全性特征已被充分描述的情况下，在某些上市前后期研究或上市后研究中提供安全性数据收集的优化方法的国际统一指导原则。使用选择性方法优化安全性数据收集可以提高临床研究的效率，同时减轻研究参与者的负担。采用国际统一的方法选择性收集安全性数据可以促进全球参与临床研究。

（8）公告通告 /NMPA/《临床急需境外新药审评审批工作程序》/ 现行 /2018-10-23

全文见：http：//www.nmpa.gov.cn/WS04/CL2050/331475.html

四、工作要求

（一）境外新药申请人应制订风险管控计划，及时报告发生的不良反应，评估风险情况，提出改进措施，并对上市药品进行持续研究，按审批要求完成相关研究工作。

上市后研究和上市后风险控制计划

申请人应根据总体有效性和安全性评价，以及种族敏感性分析情况，做出是否要开展上市后临床试验和制订上市后风险控制计划的科学判断，提供必要的上市后研究计划和具体临床试验方案，以及上市后风险控制计划。

（9）指导原则 /CFDA/《药物临床试验的一般考虑指导原则》（2017年第 11 号）/ 现行 /2017-01-20

全文见：http：//www.nmpa.gov.cn/WS04/CL2138/300278.html

4. 上市后研究

根据研究目的，药品上市后研究可以分为两类：①监管部门要求：用以描述所有依据法规等提出上市后研究的要求，包括必须进行的上市后安全性研究和注册批件中要求完成的研究内容；②自主实施：除监管部门要求以外，申请人或第三方承诺或自行实施的研究。上市后研究通常包括以下内容：附加的药物间相互作用、长期或大样本安全性、药物经济学，以及进一步支持药物用于许可的适应证的终点事件研究等（例如：死亡率 / 发病率的研究等）。

根据研究目的和内容，宜选择适当的研究模型或工具来开展相应工作。研究方法包括临床药理学研究、临床试验、观察性药物流行病学研究和荟萃分析等。不同的研究方法所得结果价值不同，解决的问题也不同。

5. 补充申请事项

在获得最初的药品上市许可后，遵循相关法律法规等可以进行新适应证和改变适应证的研究、新给药方案、新给药途径或其他患者人群的研究。如果是新剂量、新处方或合并用药研究，应增加临床药理学研究。使用原始研发计划中或上市后研究及应用中的数据，有可以省略某些研究的可能性。

（10）指导原则 /CDE/《化学药品和治疗用生物制品上市后研究管理规范（征求意见稿）》/ 征求意见稿 /2013-10-24

全文见：http://www.cde.org.cn/news.do?method=largeInfo&id=313227

本规范旨在立足国内药物研发与监管实际，借鉴国际先进监管机构经验，制订我国药品上市后研究的管理与技术规范，初步明确为什么要做上市后研究，由

谁来做上市后研究，如何做上市后研究，上市后研究的管理，上市后研究结果的评价和使用等问题。

（11）指导原则 /CDE/《化学药品和治疗用生物制品上市后研究技术指导手册（征求意见稿）》/ 征求意见稿 /2013-10-24

全文见：http：//www.cde.org.cn/news.do?method=largeInfo&id=313227

1. 背景

在上市前研究数据基础之上，上市后研究要求和上市后风险控制是审评审批决策的要素；上市后研究更是药品全生命周期监管的重要环节。我国的药品注册法规体系对上市后研究有明确的要求，如在《药品注册管理办法》（2007 版）中规定，以下新药应进行上市后研究（Ⅳ期临床试验）：化药属于注册分类 1 和 2 类；生物制品新药等。虽然有上述规定，但由于各种原因，长期以来，我国未能形成完善的药品上市后研究和评价体系，未能形成上市前、上市后研究和评价的良好衔接和全链路管理。严重影响了对上市后药品的动态评估和全生命周期监管。为尽快弥补这一不足，药品审评中心起草制订了《化学药品和治疗用生物制品上市后研究管理规范（草案）》，为使该规范能够良好实施，作为这一文件的配套文件，特制订本手册。本技术指导手册主要从技术角度为申办人提供指导。

（12）指导原则 /CDE/《化学药品和治疗用生物制品上市后研究报告格式（征求意见稿）》/ 征求意见稿 /2013-10-24

全文见：http：//www.cde.org.cn/news.do?method=largeInfo&id=313227

5．中国（RWE 相关）

（1）指导原则 /CDE/ 真实世界证据支持儿童药物研发与审评的技术指导原则（征求意见稿）/ 征求意见稿 /2020-5-18

全文见：http://www.cde.org.cn/news.do?method=largeInfo&id=315079

　　为寻求更佳的儿童药物研发策略和研究方法，各国药品监管机构、制药工业界和学术界正在进行深入的交流与探索，其出发点非常明确，即利用更多的新方法和新技术获得儿童合理用药的证据，节约儿童临床研究资源且降低试验风险。应用真实世界研究的方法获得可靠数据，并形成用于支持监管决策的证据是诸多新方法和新技术中的一种，为儿童新药研发、扩展儿童适应证、完善儿童用药剂量等提供支持。

　　考虑到我国儿童药物研发及药品注册中的实际需要，及时传递药品监管机构对于新研究理念与方法的考虑，配合 ICH E11（R1）指南在我国落地实施，帮助药物研发者和临床研究者更好地理解《真实世界证据支持药物研发与审评的指导原则》在儿童药物研发中的应用，特制定本指导原则。

（2）指导原则 /NMPA/ 真实世界证据支持药物研发与审评的指导原则（试行）/ 试行 /2020-1-7

全文见：http://www.nmpa.gov.cn/WS04/CL2138/373175.html

随着一系列改革措施推进落实，药物研发快速发展，新药加速上市，同时对药物研发工作的质量和效率提出了更高的要求。随机对照临床试验（RCT）一般被认为是评价药物安全性和有效性的金标准，但其研究结论外推于临床实际应用时可能会面临挑战，或者存在传统的药物临床试验可能难以实施或需高昂的时间成本等问题。近年来，如何利用真实世界证据评价药物的有效性和安全性，成为国内外药物研发和监管决策中日益关注的热点问题。

为进一步规范相关工作，促进药物研发工作质量和效率的提升，国家药监局相关部门组织学术界、制药工业界以及相关机构代表等组成课题组，于 2018 年 11 月启动了该指导原则的起草工作。

五、 RWS 相关法规对比

近年来国际上多个临床研究组织和监管机构先后颁布了关于 RWS 的指南或工作指导意见，其中也有我国监管机构和临床专家学者的工作和成果。

其中最引起关注的是美国《21 世纪治愈法案》中，不仅给出了 RWE 定义，并且明确了 RWD 在药物审评中的两个用途，为使用 RWE 进行药品监管给出了法律背书。

我国 NMPA CDE 也于 2020 年 1 月发布了《真实世界证据支持药物研发与审评的指导原则（试行）》。

表6-1　各国真实世界研究指南性文件概要

发布时间	发布机构 / 文件名称	主要内容
2020.5.18	CDE/ 真实世界证据支持儿童药物研发与审评的技术指导原则（征求意见稿）	为寻求更佳的儿童药物研发策略和研究方法，各国药品监管机构、制药工业界和学术界正在进行深入的交流与探索，其出发点非常明确，即利用更多的新方法和新技术获得儿童合理用药的证据，节约儿童临床研究资源且降低试验风险。应用真实世界研究的方法获得可靠数据，并形成应用于支持监管决策的证据是诸多新方法和新技术中的一种，为儿童新药研发、扩展儿童适应证、完善儿童用药剂量等提供支持 考虑到我国儿童药物研发及药品注册中的实际需要，及时传递药品监管机构对于新研究理念与方法的考虑，配合 ICH E11（R1）指南在我国落地实施，帮助药物研发者和临床研究者更好地理解《真实世界证据支持药物研发与审评的指导原则》在儿童药物研发中的应用，特制定本指导原则
2020.1.7	NMPA/ 真实世界证据支持药物研发与审评的指导原则（试行）	随着一系列改革措施推进落实，药物研发快速发展，新药加速上市，同时对药物研发工作的质量和效率提出了更高的要求。随机对照临床试验（RCT）一般被认为是评价药物安全性和有效性的金标准，但其研究结论外推于临床实际应用时可能会面临挑战，或者存在传统的药物临床试验可能难以实施或需高昂的时间成本等问题。近年来，如何利用真实世界证据评价药物的有效性和安全性，成为国内外药物研发和监管决策中日益关注的热点问题 为进一步规范相关工作，促进药物研发工作质量和效率的提升，国家药监局相关部门组织学术界、制药工业界以及相关机构代表等组成课题组，于 2018 年 11 月启动了该指导原则的起草工作
2019	中国真实世界数据与研究联盟 (ChinaREAL)《构建基于既有健康医疗数据的研究型数据库技术规范》、《患者登记数据库构建技术规范》、《基于真实世界数据评价治疗结局的观察性研究设计技术规范》、《基于真实世界数据评价治疗结局研究的统计分析技术规范》、《实效性随机对照试验的技术规范》	此次发布的 5 个技术规范作为 RWD 与 RWS 第一批技术规范，主要解决两个关键问题：①如何基于 RWD，建立研究型数据库（这是开展 RWS 的关键基础）；②基于这些研究数据如何开展治疗结局的评价（这是目前最关注的问题之一）。其中，技术规范 1 主要针对典型的既有健康医疗数据构建研究型数据库的技术要求展开讨论。技术规范 2 详细讨论了构建患者登记库的关键技术要求。这两个技术规范主要回答第一个关键问题。技术规范 3 ~ 4 主要针对利用研究型数据库，基于观察性设计评估治疗结局（有效性和安全性）的流行病学设计和统计分析问题。技术规范 5 主要讨论实效性临床试验的相关技术要求。这三个技术规范主要解决第二个关键问题

续表

发布时间	发布机构／文件名称	主要内容
2019.5	NMPA-CDE，《真实世界证据支持药物研发的基本考虑(征求意见稿)》	本指南旨在厘清药物研发中真实世界研究的相关定义，明确真实世界证据在药物研发中的地位和适用范围，探究真实世界证据的评价原则，以为工业界利用真实世界证据支持药物研发提供科学可行的指导意见
2018.1	中国临床医学真实世界研究施行规范专家委员会，《中国临床医学真实世界研究施行规范》	从临床医学的角度介绍了 RWS 的概念、意义，以及在设计和实施过程中需要注意的问题。尤其对于临床研究数据管理的要求进行了详细阐述
2018	中国吴阶平医学基金会，中国胸部肿瘤协作组《真实世界研究指南》	系统介绍了 RWS 的背景、概念、思路与流程、临床问题的确定与常见的研究设计类型，特别介绍了基于不同数据源的 RWS 的研究要素，以及在 RWS 中特别需要注意的偏倚和混杂的控制问题
2017.9	ISPOR 真实世界证据工作报告	认可 RWD 的重要性和价值，同时承认 RWD 的局限性，强调需要严格评估偏倚和混淆因素的来源，并且进行相应的调整减少这些因素对研究结果的影响 建议依据研究问题和环境来评定 RWD 证据级别
2017.8	美国 FDA《使用真实世界证据支持医疗器械注册审批指南》	1.进一步诠释 RWD 和 RWE 的定义 1) 将 RWD 定义为从传统临床试验之外的来源收集的数据，即从不同来源常规收集的与患者健康状况或者医疗服务相关的数据 2) 将 RWE 定义为是基于 RWD 分析形成的与医疗产品使用、获益及风险相关的临床证据 2.提出对于 RWD 数据标准的要求为相关性和可靠性 3.指出可以利用 RWE 支持监管决策，但不能过度理解为对现有 FDA 现有据评价标准做出任何的修改或变更，并应 RWE 固有的偏倚潜质，RWS 需良好的研究设计
2016.12	美国国会《21 世纪治疗法案》	1.定义 RWE "是除随机对照试验以外的其它来源获取的关于医疗产品使用、获益及风险相关的证据" 2.建议 RWE 在监管决策中的两项用途：用来支持上市后药物扩大适应证的批准；用来支持或满足上市后药物研究的相关需求
2015	日本医药品医疗器械综合机构 (PMDA)	在人用药品技术要求国际协调理事会 (International Council for Harmonisation of Technical Requirements for Pharmaceuticals for Human Use, ICH) 层面提出更高效利用真实世界数据开展上市后药物流行病学研究技术要求新议题的国际协调。
2014	EMA，适应性许可试点项目 (Adaptive Licensing Pilot)	用以评估利用观察性研究数据辅助决策的可行性

续表

发布时间	发布机构／文件名称	主要内容
2013	EMA，《阿尔茨海默病疾病进展和临床试验评估的数据驱动模型新方法的意见书》	讨论了利用真实世界中观察性数据建立疾病进展模型的技术细节
2009.2	美国经济复苏刺激法案 (The American Recovery and Reinvestment Act)	基于实效比较研究 (CER) 的真实世界环境的背景，提出 RWS 概念

（宁　静　刘铁荣）